누구에게나 안전하고 효과적인
매트 스트레칭

Safe, effective mat stretches for
every body

The original English language work
Has been published by
(Innovation in Pilates, 1 Regina street Rosanna, Melbourne, Victoria, Australia 3085)
Copyright © 2018. All rights reserved

누구에게나 안전하고 효과적인 매트 스트레칭

초판 1쇄 발행 2022년 2월 10일

지은이 Anthony Lett, Kenyi Diaz
역자 전유범
펴낸곳 드림위드에스
출판등록 제2021-000017호

교정 양수진
편집 이현
검수 김우연
마케팅 위드에스마케팅

주소 서울특별시 강남구 압구정로14길 32-1, 102호(신사동)
이메일 semi00700@naver.com
홈페이지 www.bookpublishingwithess.com

ISBN 979-11-976193-4-2(13690)
값 25,000원

- 이 책의 판권은 지은이와 드림위드에스에 있습니다.
- 이 책 내용의 전부 또는 일부를 재사용하려면 반드시 양측의 서면 동의를 받아야 합니다.
- 잘못된 책은 구입하신 곳에서 바꾸어 드립니다.

누구에게나 안전하고 효과적인 매트 스트레칭

Safe, effective mat stretches for every body

저자: Anthony Lett, Kenyi Diaz / 역자: 전유범

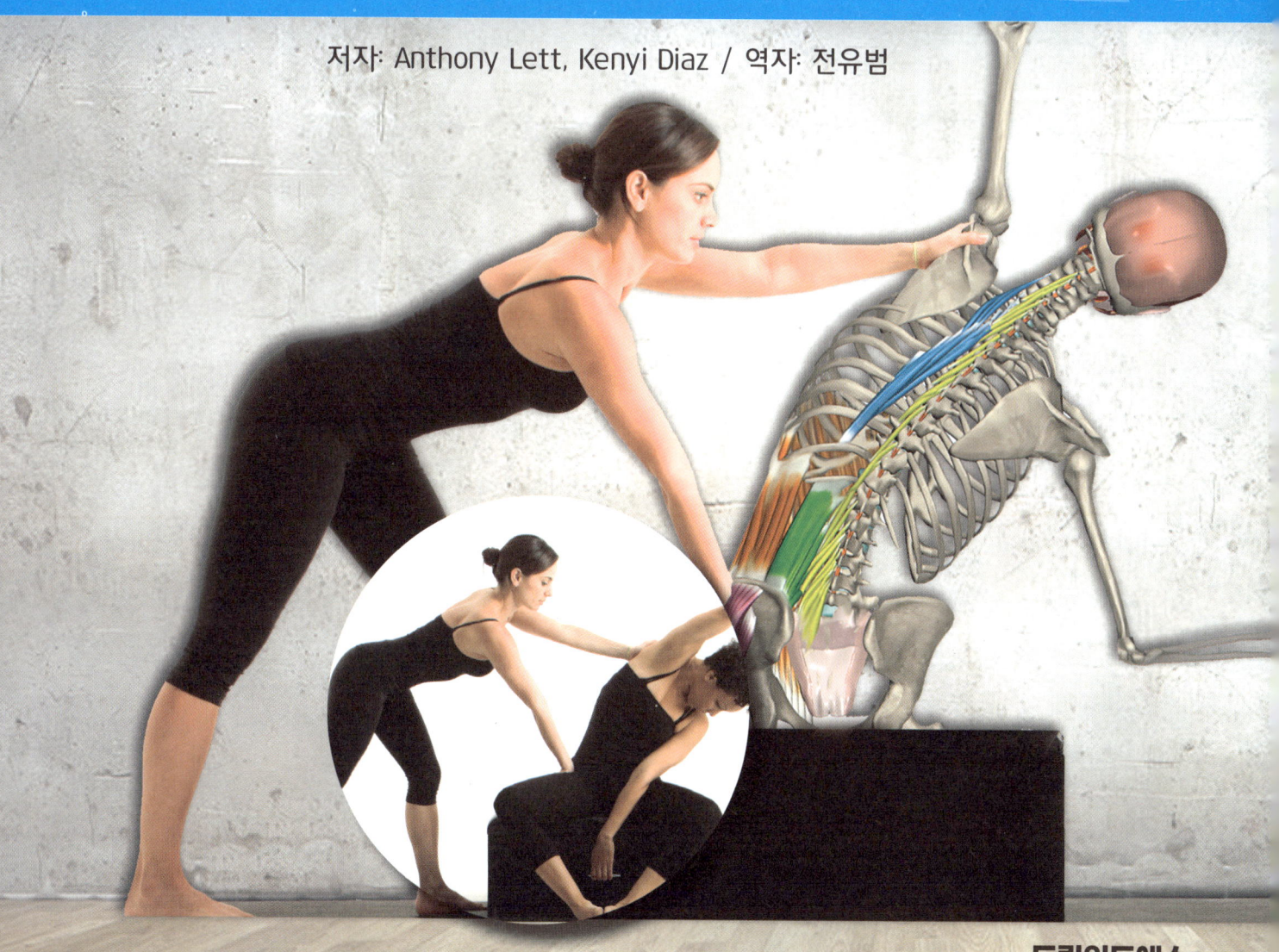

드림위드에스

Anthony, 앤소니

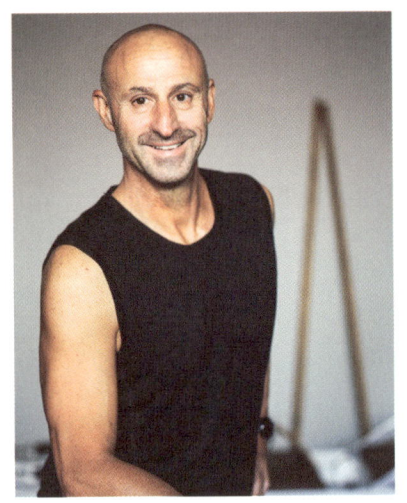

호주 멜버른 출신의 앤소니는 스트레치핏을 운영하고 있는 강사이자 교육가이며 작가입니다. 그는 그의 저서 "Innovations in Pilates and StretchFit"을 기반으로 한 내용으로 전 세계를 돌며 강연을 하고 있습니다. BASI 필라테스의 고급부 담당 이사인 그는 철학, 스포츠과학, 운동의학, 임상해부학 분야의 자격을 지니고 있습니다. 25개국 이상에서의 워크숍 및 강연 경력을 갖고 있고 필라테스와 스트레칭 분야의 선구적 발상가이기도 합니다. 5권의 그의 저서에는 근골격계, 재활 필라테스, 요가 동작 기반의 여러 실습이 세계 최초로 3D로 구현되어 있습니다. 또한 **필라테스와 스트레칭 해부학, 키네지올로지**에 대한 그의 강연 역시 전 세계적으로 제공되고 있습니다. 앤소니(Anthony)와 그의 아내 케니(Kenyi)는 멜버른 피츠로이(Fitzroy Melbourne)에서 스트레치핏(StretchFit) 스튜디오를 운영하고 있고 인도네시아 발리에서는 명상을 지도하고 있습니다.

info@Stretchfit.studio
http://anthonylett.com.au/
www.innovationsinpilates.com

Kenyi, 케니

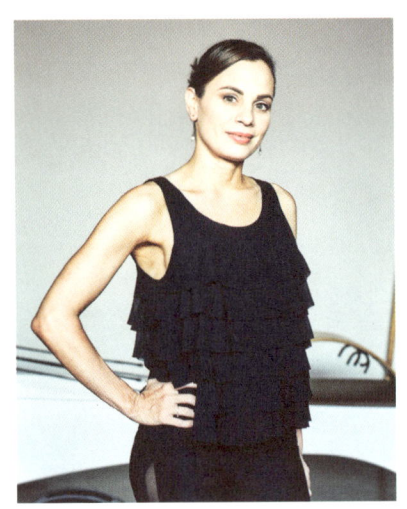

케니는 베네수엘라 출신 전문 필라테스 강사로 무용에 기반을 두고 있으며 클래식/컨템포러리 필라테스 트레이닝 경력을 지니고 있습니다. 2004년에 필라테스 강의를 시작하여 호주, 아시아, 유럽, 영국, 남아프리카, 남아메리카에서 **Innovations in Pilates Workshop**을 전하였습니다.
뛰어난 그래픽 아티스트로서 Innovations in Pilates 서적, 전자서적, 영상을 직접 디자인 및 공동 저술하였습니다. 그녀의 연구로는 운동능력 향상 목적의 건강과 웰빙을 위한 식이 관리에 대한 영양학, 특히 각광받고 있는 "약으로서의 음식" 분야가 있습니다.

Contents

역자 서문 Translator Preface — 9
서문 Preface — 10
시작하기 전, 스트레치핏에 대하여 About StretchFit before you start — 14

파트 A — 17
파트 B: 이야깃거리 — 24

Chapter 1: 장딴지/ 종아리/ 발 The Calves/Lower leg/Foot — 39

Muscle Chart: Foot, Lower Leg & Knee — 40

1 앉아서 발바닥 스트레칭 Seated Toe Extension — 42
2 서서 장딴지 스트레칭 Standing Calf — 43
3 누워서 스트랩을 활용한 장딴지 스트레칭 Lying Calf with Strap — 44
4 한 다리 강아지 자세 One Leg Dog Pose — 45
5 한 다리 강아지 자세 응용 One Leg Dog Pose Variation — 47
6 발가락 구부리기 Toe Flexion — 49
7 앉아서 앞정강근 스트레칭 Seated Tibialis Anterior — 50
8 바닥에서 앞정강근 스트레칭 Floor Tibialis Anterior — 51
9 앉아서 안쪽번짐 스트레칭 Seated Inversion — 52
10 스트랩을 활용한 안쪽번짐 스트레칭 Inversion with Strap — 53
11 앉아서 가쪽번짐 스트레칭 Seated Eversion — 54
12 스트랩을 활용한 가쪽번짐 스트레칭 Eversion with Strap — 55

Chapter 2: 뒤넙다리근 Hamstrings — 57

Muscle Chart: Hip & Knee — 58

13 폼 롤러를 활용한 뒤넙다리근 스트레칭 Foam Roller Hamstrings — 59
14 뒤넙다리근과 볼기근 느껴 보기 Hamstring Glute Exploration — 60
15 파트너와 함께 뒤넙다리근 볼기근 스트레칭 Hamstring Glute Partner — 61
16 누워서 다리 안쪽과 가쪽 스트레칭 Lying Medial and Lateral — 62
17 다리 뻗고 누워서 뒤넙다리근 스트레칭 Lying Straight Leg Hamstring — 64
18 다리 구부리고 앉아서 뒤넙다리근 스트레칭 Seated Bent-Leg Hamstring — 66
19 파트너와 함께 앉아서 장딴지와 뒤넙다리근 스트레칭 Seated Calf, Hamstring Partner — 67

Chapter 3: 엉덩관절 굽힘근과 넙다리네갈래근 The Hip Flexors and Quadriceps — 69

Muscle Chart: Hip & Knee — 70

20 폼 롤러를 활용한 뒤넙다리근, 볼기근&엉덩관절 굽힘근 스트레칭
Foam Roller Hamstrings Glute and Hip Flexors — 71

21 무릎 구부린 자세에서 박스를 활용한 넙다리네갈래근 스트레칭 Kneeling Quadriceps Box — 72

22 무릎 구부린 자세에서 엉덩관절 굽힘근 스트레칭 Kneeling Hip Flexors — 75

23 엎드린 자세에서 넙다리네갈래근 스트레칭 Lying Quadriceps — 77

24 엎드린 자세에서 넙다리네갈래근 스트레칭 응용 Lying Quadriceps Variation — 78

25 서서 넙다리네갈래근 스트레칭 Standing Quadricep — 79

26 고질라 자세 Floor Godzilla — 80

27 런지 자세 Lunge Pose — 81

28 런지 자세 응용 Lunge Pose Variation — 82

Chapter 4: 볼기부위 The Gluteal Region — 87

Muscle Chart: Hip — 88

29 앉아서 엉덩관절 스트레칭 Seated Hip — 89

30 크리스 크로스 자세 Criss Cross — 90

31 박스를 활용한 비둘기 자세 Box Pigeon — 91

32 박스를 활용한 트위스트 자세 Box Twist — 93

33 비둘기 자세 Pigeon — 94

Chapter 5: 모음근 The Adductors — 95

Muscle Chart: Hip & Knee — 96

34 개구리 자세 The Frog — 97

35 한 다리 구부리고 모음근 스트레칭 Kneeling Short Long — 98

36 누워서 모음근 스트레칭 Lying Adductors — 99

37 파트너와 함께 앉아서 모음근 스트레칭 Seated Partner Adductors — 100

38 다리 구부리고 앉아서 스플릿 자세 Seated Bent Leg Split — 101

Chapter 6: 몸통 The Trunk — 103

Muscle Chart: Trunk — 105

- 39 액셀러레이터 자세 The Accelerator — 106
- 40 매달린 자세 The Dangler — 107
- 41 고양이 자세 The Cat — 108
- 42 뒤넙다리근과 척추 콤보 스트레칭 Hamstring Spine Combo — 109
- 43 보수를 활용한 백 밴드 자세 BOSU Back Bend — 110
- 44 코브라 자세 The Cobra — 111
- 45 박스를 활용한 바퀴 자세 Box Wheel — 112
- 46 바닥에서 하는 바퀴 자세 Floor Wheel — 113
- 47 앉아서 회전하기 Seated Rotation — 115
- 48 누워서 회전하기 Lying Rotation — 116
- 49 자동차 충돌 자세 Car Crash — 119
- 50 당기고 밀기 Pull and Push — 120
- 51 폼 롤러를 활용한 인어 자세 Foam Roller Mermaid — 121
- 52 바닥에서 하는 사이드 밴드 Floor Side Bend — 124
- 53 앉아서 사이드 밴드 Seated Side Bend — 125
- 54 앉아서 사이드 밴드 응용 Seated Side Bend Variation — 126

Chapter 7: 가슴, 팔 그리고 어깨 The chest, Arms and Shoulder — 127

Muscle Chart: Arm, Wrist, Shoulder & Hands — 128

- 55 박스를 활용한 넓은등근 스트레칭 Box Lats — 130
- 56 폼 롤러를 활용한 가슴근 스트레칭 Foam Roller Pectoralis Stretch — 131
- 57 엎드려서 큰가슴근 스트레칭 Lying Pectoralis Major — 132
- 58 엎드려서 위팔두갈래근 스트레칭 Lying bicep — 133
- 59 서서 작은가슴근 스트레칭 Standing Pectoralis Minor — 134
- 60 위팔세갈래근/넓은등근 스트레칭 Tricep/Lats — 135
- 61 파트너와 함께 안쪽돌림근 스트레칭 Partner Internal Rotators — 136
- 62 파트너와 함께 가쪽돌림근 스트레칭 Partner External Rotators — 137
- 63 막대를 활용한 안쪽돌림근 스트레칭 Stick Internal Rotators — 138

64 아래팔폄근 스트레칭 Forearm Extensors	139
65 아래팔굽힘근 스트레칭 Forearm Flexors	140
66 엎침근 스트레칭 Pronators	141

Chapter 8: 목 The Neck — 143

Muscle Chart: Neck — 144

67 목 굽힘근 스트레칭 Neck Flexion	145
68 목 굽힘근과 돌림근 스트레칭 Neck Flexion and Rotation	146
69 목 옆굽힘근 스트레칭 Neck Lateral Flexion	147
70 목 돌림근 스트레칭 Neck Rotation	148
71 목 폄근과 돌림근 스트레칭 Neck Extension and Rotation	149
72 턱 스트레칭 Jaw Extension	150

Chapter 9: 다리 스트레칭(스플릿) The Split — 151

73 스플릿 자세 The Split	152

맺음말 Concluding comments — 154

참고문헌 Bibliography — 156

역자 서문 Translator Preface

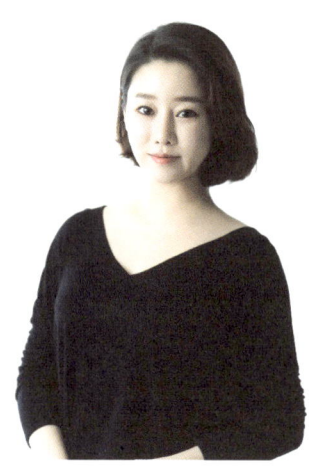

전유범

에코필라테스 인천 송도점 대표원장
차의과학대학교 의학과 박사과정
수원대학교 무용학 석사 졸업
자이로토닉® 트레이너
자이로키네시스® 트레이너
폴스타 필라테스® 트레이너, M.I.T

여러분은 운동 전문가가 아닐지라도 매일 스트레칭을 가까이하고 있답니다.
눈을 뜨는 아침부터 하루 일과를 마무리하는 시간까지 스트레칭은 매우 쉽고 우리의 일상에 자연스럽게 스며들어 있죠.
눈을 뜨는 아침, 기지개를 켜는 것처럼요.
언제 어디서나 스트레칭을 하시는 여러분에게 이 책은 매우 현명한 선택일 것입니다.
이 책은 우리 삶에서 필수적인 스트레칭 운동에 대해 가장 안전하고 효율적으로 접근하면서 다양하며 보다 더 깊이 있게 제공합니다.
현장 경험에 의하면 절대적인 한 가지 사실은 스트레칭은 일상 생활의 움직임(activity)뿐만 아니라 모든 움직임(motion)을 위한 가장 효과적인 접근 방법, 곧 해답(solution)이라는 것입니다.
또한 스트레칭 시간 동안 얻을 수 있는 신체의 변화, 그 이상의 것들을 누려 보시기 바랍니다.
여러분은 마음의 근육까지 탄력과 완고함을 얻을 수 있을 것입니다.

서문 Preface

스트레칭이라고 하면 우리가 단순히 근육을 팽팽하게 당기기 위해 팔, 다리를 한 지점에서 다른 지점으로 움직이는 동작을 가장 먼저 떠올릴 수 있는데 이러한 대표적 동작인 스트레칭이 우리 신체에 미치는 생체역학적·생리학적 과정을 모두 드러내 주지는 않습니다. 이 책은 여러분이 보람 있는 운동 습관을 배양함과 동시에, 스트레칭 과학에 대한 토론에는 지나치게 몰두하지 않을 수 있도록 충분한 다양성을 제공해 드립니다. 모두에게 적합하고 단순한 스트레칭을 선별해 제공해 드리는 것이 주목적입니다. 현재 '스트레칭'이나 '근막'과 같은 주제에 대한 수많은 과학적 연구가 여러 참고문헌으로 존재하고 있습니다. 이러한 연구가 누군가에게는 흥미롭기도 하고, 이 책의 내용에도 분명 크게 기여하고는 있지만 그것을 파고드는 것이 이 책의 목적은 아닙니다.

그동안 종종 스트레칭 훈련이 이론적 논쟁에 파묻히고 그 효능에 관한 진흙탕 학술적 논쟁에 휘말리거나(종종 잘못된 질문을 던지는 그런 연구들 말이죠) 그저 명상 속에 가리어지는 모습을 보았습니다. 전 신중하고 공정한 질문을 던지는 훌륭하고 명망 높은 연구들을 문제 삼고자 하는 것이 아닙니다. 오히려 흥미로운 이론을 선호하기도 하고 유익한 수준의 영성은 그것이 실제로 무엇을 의미하든 상당히 감동적일 수도 있습니다. 그렇지만 여기서 그러한 문제들에 빠져들고 싶지는 않습니다. 다년간의 관찰과 실험으로 스트레칭에 대해 제가 얻은 하나의 중요한 "사실"이 있습니다. 이는 스트레칭을 할수록 여러분은 더욱 유연해질 것이라는 점입니다. 우리 모두에게 정말 중요한 화두는 어떻게 하면 가장 효과적으로 이를 해낼 수 있냐는 것입니다. 이 질문에 대한 대답을 하기 위해서는 아직 해결할 것이 남아 있습니다.

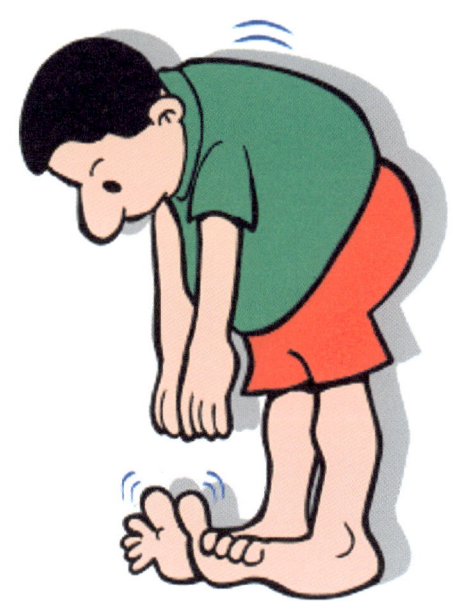

첫째 주! 운동 전 사진

스트레칭과 관련된 저의 실증적 연구 결과들은 20년간의 스튜디오 훈련에 기반하고 있으며 과학적 연구 결과의 모든 특성을 담아내고 있습니다. 다시 말해, 모든 상황들이 예측 가능하고 재현 가능합니다. 이러한 사실은 스포츠과학의 표준 원리인 SAID(Specific Adaptation to Imposed Demands) 원리로 이해될 수 있습니다. 즉, 여러분의 몸은 필요에 따라서 구체적으로 적응할 수 있다는 것입니다. 이러한 적응력은 대개 진화론적인 부분에서 발생했다고 볼 수 있습니다. 우리 인간이 정확히 어떠한 환경 속에서 존재할 것인지에 관한 불확실성이 가장 적응력 있는 면모들만 선별되도록 한 것입니다. 대표적인 일례로, 여러분의 피부는 지속적인 햇빛 노출에 갈색으로 변해 몸을 보호해 줍니다. 여러분이 쪼그라들거나 말라 죽지 않게 말이죠. 매일 무거운 물건을 들어 올리면 여러분의 근육은 커집니다. 그리고 스트레칭을 하게 되면 손을 뻗어 발끝에 닿는 일이 더욱 수월해집니다.

스트레칭을 통해 우리 신체가 어떠한 적응력을 갖게 되는지에 대해서는 아직 조금 불분명한 측면이 있습니다. 어떤 연구 결과들은 세포 조직 개선(근육과 근막의 성장), 신경학적 메커니즘을 통한 스트레칭 내구력 향상, 통증 수용력 증진을 시사해 주고 있습니다. 이러한 측면에 대해서는 추후 더욱 자세히 알아보도록 하겠습니다.

스튜디오 훈련 경험을 통한 관찰로 알아낸 두 번째 내용은 스트레칭은 효과적일 뿐만 아니라 점진적으로 더욱 나아지고 안전해진다는 점입니다. 이 책의 각 장에 소개된 추천 동작들을 시도해 보세요. 그중에는 유연성 발달을 기르기에 유용한 "PNF"와 같이 다소 어려운 신경학적 방법들도 있습니다(이 또한 추후 더욱 알아보겠습니다). 이러한 내용을 뒷받침해 줄 연구 역시 많이 있으며, 그중 일리닌(Ylinin)의 저서 "Stretching Therapy"는 유용한 입문서입니다.

뿐만 아니라 이 책은 여러분의 운동을 생체역학적 관점에서 더욱 수월하게 이해하실 수 있도록 해부학적 세부 내용도 담았습니다. 자신이 실제로 하고 있는 것에 대한 이해가 있어야 비로소 더욱 능숙해지는 것이죠. 전문 뮤지션, 스포츠인, 체스 고수, 공예가, 외과의사에 이르는 다양한 고객과의 다년간의 대화 속에서 자신의 전문 분야에 대한 심도 있는 이해를 지니지 않으신 분은 없었습니다. 스트레칭의 예술이나 과학에 대한 심오한 이해까지 바라진 않으실 수도 있겠지만, 일종의 숙련된 능력을 습득하시기에는 일정 수준의 지식이 반드시 필요합니다. 이 책의 해부학적 자료가 그러한 이해에 보탬이 되길 바랍니다.

대니얼 리버먼(Daniel Liberman)은 그의 저서 "The Story of the Human Body"에서 2012년

기준 일반적인 미국인은 하루에 500미터만을 걷는다고 전합니다. 앉아서 주로 하루를 보내는 우리의 생활방식은 체중증가, 대사장애, 신체 움직임 반경의 상당한 축소로 이어지고 있습니다. 이러한 문제들이 서로를 악화시키며 악순환 역시 생겨나고 있습니다. 역설적이지만, 우리의 생활이 주로 앉아서 흘러간다면 유연성은 그리 필요하지 않다는 의견이 있을 수도 있습니다. 어느 면에서는 맞는 말일 수 있습니다. 유연성이 얼마나 필요한지는 실제로 여러분의 생활방식에 따라 좌우됩니다. 움직이고 싶은 마음도 없고 흔히 말해서, 뒹굴거리며 하루하루 사는 데 만족한다는 것이 솔직한 심정인 분이시라면 스트레칭 따위는 잊으셔도 됩니다. 그렇지만 유연성 훈련은 외적으로나 내적으로나 모두 유익하다고 할 수 있습니다. 내적으로는, 스트레칭이 가져다주는 모든 혜택을 차치하더라도 상당히 멋진 일입니다. 아놀드 슈워제네거(Arnold Schwarzenegge)는 그의 다큐멘터리 영화 "Pumping Iron"에서, 웨이트 트레이닝을 하며 그가 경험한 체내의 화학적 반응은 가히 황홀했다고 전했습니다. 스트레칭 역시 그만큼 대단할 수 있습니다.

외적으로 볼 때, 유연성 훈련은 장단기적 혜택을 가져다줍니다. 단기적 혜택으로는 혈압 감소, 호르몬 반응을 통한 통증 완화, 정서 환기, 면역 기능 증진, 숙면이 있으며 정량화하기엔 힘들지만 "몸은 가벼워지고 스트레스는 줄어들며 한층 우아해진 기분이 든다"는 소감 역시 흔히 전해지고 있습니다. 장기적으로는 여러분이 즐겨 하시는 여러 종류의 운동을 지속할 수 있는 신체 능력을 증대시키고 요통, 관절염과 같은 근골격 이상 증세 발생을 현저히 낮출 수 있습니다. 꾸준히 훈련하신

다면, 안전하고 활력 있는 "인생의 황금기"를 더욱 늘려 나가실 수 있습니다. "유산소 운동과 웨이트 트레이닝이 여러분을 계속 살아가게 도울 수 있겠지만 스트레칭은 살아가는 걸 가치 있게 만들어 줄 것"이라고 여러 차례 전해 드린 바 있습니다. 최근 어느 나이 지긋하신 고객께서는 이러한 점을 재치 있게 강조하셨습니다. "쓸 힘이 남아 있지 않다면 이 모든 연금이 다 무슨 소용이겠어?"라고 물으시더군요.

그러니 이 책의 초반 내용을 숙지하시고 여러 스트레칭을 탐구하여 장기적인 운동 습관을 기르는 데 활용하시길 바랍니다. 건강한 몸과 마음 그리고 감히 칭하자면 "영혼"에 진정한 양분이 될 운동 습관을 말이죠. 인내심과 인식이 깃든 운동 습관 말입니다. 마치 친구나 학생을 지도하는 것처럼 자신을 아끼고 조심하시는 것도 잊지 마시길 바랍니다. 단번에 유연성을 갖게 되실 순 없습니다. 시간이 걸리게 마련이죠. 그러니 여유를 가지시길 바랍니다. 꾸준히 실천하시고 무엇보다도 현실적이고 지속 가능한 운동 습관을 만들어 가시길 바랍니다.

스트레스에 지칠 대로 지친 사업가가
StretchFit 스튜디오에 찾아와 운동을
시작하게 되면 얼마 만에 완벽한 유연성과
휴식을 누릴 수 있는 것이냐고 물었습니다.
강사는 그를 위아래로 훑어보고는 "5년이요"
라고 답했습니다.
"그럼 모든 스트레칭에 제 힘과 노력을
두 배로 늘린다면 어떤가요?"
"그렇게 된다면," 강사는 이어 말했습니다.
"영영 못 누리시죠."

시작하기 전, 스트레치핏에 대하여
About StretchFit before you start

스트레치핏(StretchFit)은 플로어 기반 수업, 강사 보조 일대일 치료 요법, 특수 기구 이용 강좌, 이 세 가지 구성으로 이뤄진 치료 목적 근육 스트레칭 프로그램입니다.

스트레치핏(StretchFit)의 발전은 지난 20년간 이어져 왔으며 필라테스, 요가, 스포츠과학, 그리고 정골요법과 물리치료와 같은 치료요법에서 유래한 다양한 내용을 담고 있습니다. 이 책 속에는 이러한 발전의 흐름을 거쳐 불필요한 군더더기는 빼고 실질적으로 도움이 되는 효율적인 내용만을 실었습니다.

StretchFit의 안전하고 효과적이며 어렵지 않은 운동 요령에는 이 모든 특장점이 투영되어 궁극적으로 여러분의 신체 움직임 반경을 점차 확장시키는 것을 목표하고 있습니다. 통증 완화와 휴식이라는 추가적인 혜택 역시 누리실 수 있습니다. 스트레칭은 실로 스트레스의 영향력을 줄이고 해로운 생리학적 투쟁 도피 반응을 관리해 주는 가장 강력한 비약물적 수단 중 하나입니다. 오늘날 현대 사회는 이러한 원초적 생리 반응을 만성적으로 과다 초래해 오고 있어 세계보건기구에 따르면 서구 사회 지역 보건의 내원 환자 중 스트레스 관련 원인이 80%에 이른다고 알려져 있습니다. 스트레스 자극이 넘치고 주로 앉아서만 생활하는 현대 사회에서 스트레칭의 효능이 간과되어서는 안 되는 이유입니다. 근골격과 생체역학적 문제의 완화 및 해결 그 이상의 가치가 있는 것입니다.

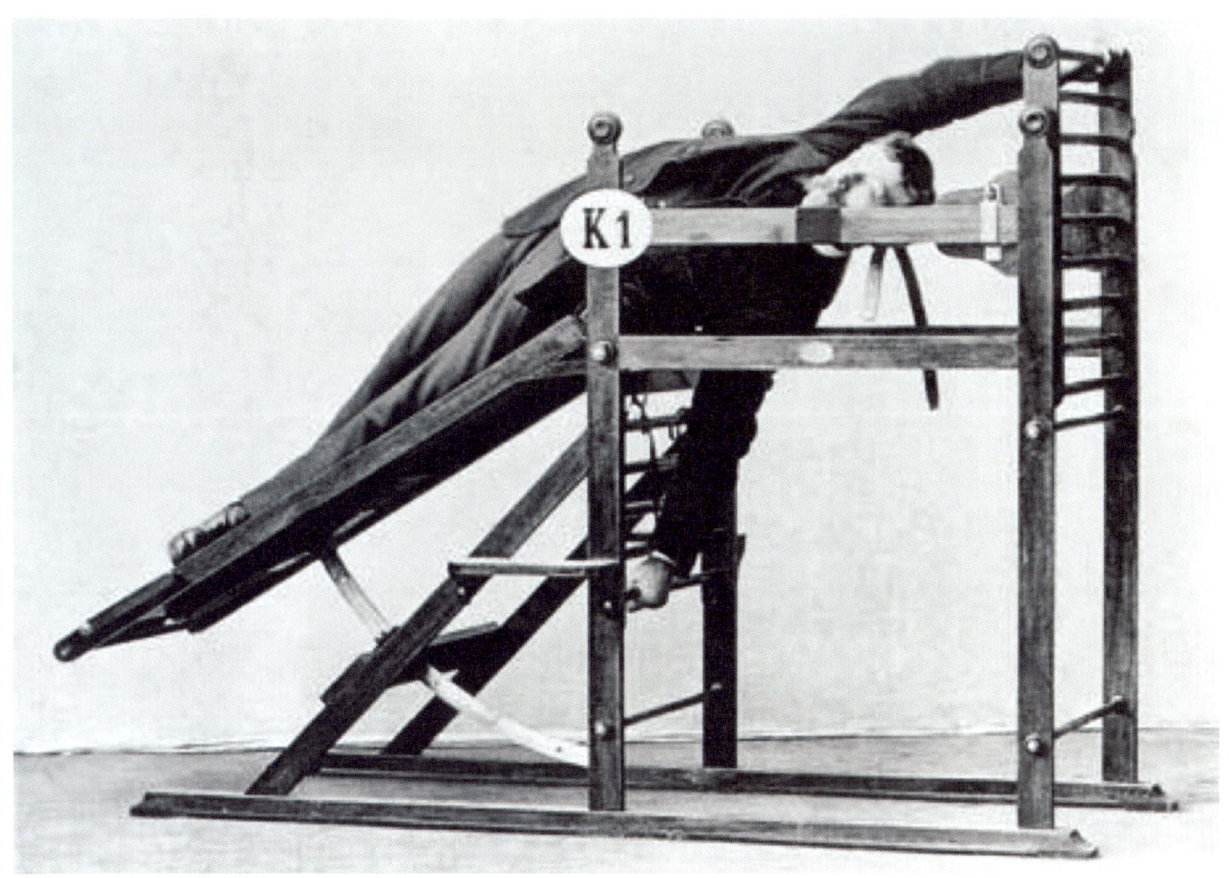

스웨덴 의사 Dr. Gustav Zander가 설계한 기구. 그는 "기계요법"의 창시자로서 효과적인 기구 보조 스트레칭의 가치를 중시하였습니다.

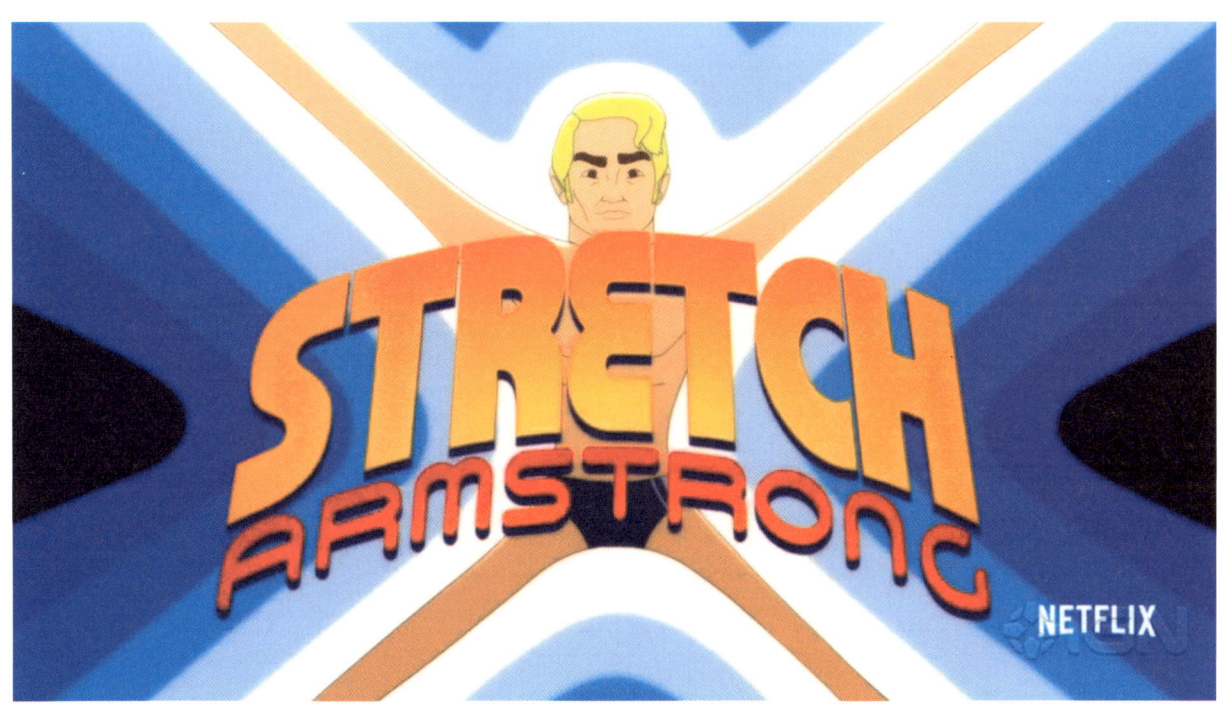

StretchFit이 건강 및 피트니스 분야의 여러 터무니없는 의견들을 따르는 것은 아닙니다. 스트레칭이 모든 질병을 치료해 줄 수 있는 만병통치약은 아니겠지만 유연성은 반드시 별도 신체 능력으로 개발되어야 할 근거 있고 중대한 신체 특성입니다. 이는 StretchFit의 중요 운영 원리이며 운동 프로그램마저 여러 가지를 동시에 진행하려고 할 만큼 극도로 바쁘게 돌아가는 현대 사회에서 다시금 회복되어야 할 점입니다. StretchFit은 운동 기술들을 지도하지도 여러분이 댄스나 요가 강좌에서 경험하셨을 수도 있는 안무 기반의 운동을 지도하지도 않습니다. 그러한 운동들은 비록 생체역학적 원리와 상반되지는 않지만 일상생활 여러 활동으로의 적용이 제한적일 수밖에 없습니다. 실제로 여러 운동 강좌에서 개발된 동작들은 (심지어 "기능성" 강좌에서 개발된 것들조차도) 강좌 속 맥락을 벗어나게 되면 그저 적용 가치가 떨어지는 일련의 동작 패턴에 지나지 않게 됩니다. StretchFit은 "동작이 아닌, 사람 지향적"이라 말씀드리고 싶습니다.

근력은 웨이트 트레이닝으로 얻을 수 있고, "유산소" 운동은 산책을 나서는 것만큼이나 간단합니다. StretchFit은 스트레칭에만 전념하고 있고 이것이 StretchFit만의 힘입니다. 운동과학과 여러 연구 결과들이 뒷받침하고 있듯이 "두 가지를 한 번에 하겠다는 것은 둘 다 놓치는 것(Publilius Syrus)"이라 믿습니다. 그러니 다른 여러 활동을 이어 가시더라도 스트레칭하실 땐 스트레칭에만 집중해 주시고 StretchFit을 활용하시길 바랍니다!

뉴욕타임즈는 강사 보조 스트레칭을 최고의 2017-2018 건강 트렌드로 선정한 바 있습니다. 건강과 피트니스 분야에서의 신체 유연성과 운동성의 중요성을 마침내 인식하기 시작한 것이지요. 스트레칭 운동법이 새로운 것은 아니지만 아마도 그 전성기가 다시 돌아온 듯합니다. 이런, 하다못해 유명한 애니메이션 영화 "Stretch Armstrong"도 넷플릭스에서 다시 선보이는군요!

파트 A

스트레칭의 생체역학

스트레칭의 생체역학에 대해 자세히 알아보기 전에 먼저 여기서 어떤 이야기들을 하고자 하는 것인지 알아봤으면 합니다. **스트레칭이란 무엇일까요? 뻣뻣함이란 무엇일까요?**

스트레칭이란 정해진 시간 동안 늘여진 자세로 근육과 근막을 당기는 것을 의미합니다. 이러한 길이 변화를 이루기 위해서는 힘이 필요합니다. 필요한 힘의 양은 세포 조직의 강직도에 따라 정해집니다. 세포 조직의 강직도에는 두 가지 유형이 있습니다. 하나는 반사 매개성으로, 이는 우리의 신경계의 통제를 받고 운동 뉴런의 민감도에 따라 달라집니다. 또 다른 유형은 고유 강직도라고 불리며 근전도 수치가 없을 때 보이는 세포 조직의 강직도를 나타냅니다.

고유 강직도는 근육 내 액틴과 미오신 결합의 점탄성 특질을 나타내며 우리의 살 자체의 강직도나 민감도를 의미하고 역학적 특성으로서, 여러분의 근육이 거의 완전 탄력을 잃는 전신마취 상황에서 측정될 수 있을 것입니다. 지속적인 스트레칭이 이러한 두 가지 유형의 강직도에 영향을 미치는 것입니다.

연구 결과에 따르면 지속적인 스트레칭 경험은 우리의 살 자체를 미세하게나마 좀 더 부드럽고 늘어날 수 있도록 해 줍니다. 스트레칭은 이른바 "기계적 형질 도입"이라는 과정을 일으키는데 스트레칭과 같은 기계적 자극이 생물학적 적응을 유발시키는 것을 의미합니다. 이러한 적응은 근육을 더욱 늘리는 것을 뜻합니다. 마치 우리의 연쇄적 근육 묶음에 연결 고리를 더해 나가듯 말이죠. 또한 근육은 몸의 움직임이 제한될 때에는 짧게 줄어들기도 한다는 점 역시 연구에 의해 시사되고 있습니다("안 쓰면 굳는다"는 원리인 셈이죠).

반사작용 역시 영향을 받습니다. 여러분의 뇌와 반사작용은 재편되고 반사적 고통 자극 없이도 새로운 신체 움직임 패턴과 반경이 생겨납니다.

요점: 스트레칭은 정의하기도 연습하기도 수월합니다. 강직도는 그에 비해 다소 복잡합니다. 두 가지 유형이 있는데, 하나는 중추신경계의 통제를 받고 다른 하나는 그와 무관합니다.

우리의 유연성을 제약하는 것은 무엇인가?

앞서 근육과 근막에 대해 알아보았습니다. 두 가지 모두 변형 가능하며 그 과정 역시 안전하다는 것이 밝혀졌고, 추후 어떻게 하면 가장 효과적으로 이를 수행할 수 있을지 알아보겠습니다. 그보다 우선 우리의 유연성에 영향을 미칠 수 있는 것에는 어떠한 것들이 있는지 더 알아봤으면 합니다.

관절의 구조

관절의 구성이나 배열은 유연성에 있어 제한 인자라 할 수 있습니다. 종종 강직성 탓에 이러한 측면을 인지하지 못하기도 하는데, 이는 뼈들이 스트레칭 자세 속에서 잠기기도 하고, 주로 근육이 여러분을 이러한 시점에 미치지 못하게 만들기 때문이기도 합니다. 그렇지만 누군가에게는 특이한 골격 구조가 "정상적인" 움직임 반경을 가로막기도 합니다. 뼈의 생김새는 (성장기 무렵) 성장판이 닫히고 나면 변형될 수도 없이 영속적이기 때문에 이러한 제한 인자를 반드시 명심하셔야 합니다. 제 경우에도 이러한 인자가 유연성 발달을 가로막 았고 골격 구조상의 제약에 대한 이해가 부상과 수많은 좌절의 시간을 예방해 줄 수 있었습니다.

스트레칭 자세 속 신체 어딘가에서 걸리는 느낌을 받게 되고 일반적인 스트레칭 느낌이 아니라는 생각이 든다면 여러분의 골격 형태가 그 원인일 수도 있다는 점을 상기하시기를 바랍니다. 더욱 자세한 내용은 이 장의 끝부분에 소개되는 "긴장과 압박" 섹션을 참고하시길 바랍니다.

이미지 1은 골격 형태의 변화에 대한 개념을 보여 주고 있습니다. 오른쪽에 보이는 어깨뼈봉우리 돌출부는 우리가 알고 있는 "정상적인" 어깨 움직임 범위에 분명 제약을 줄 것입니다.

이미지 1

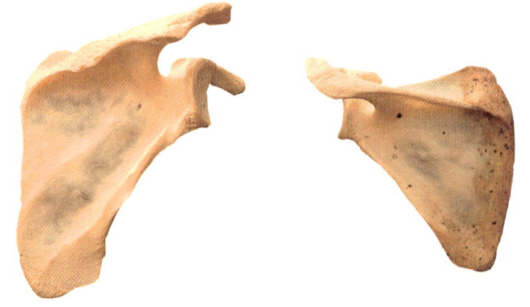

인대낭 구조

이 구조 역시 여러분의 유연성을 제약할 수 있습니다. 관절낭과 인대는 뼈와 뼈를 고정시켜 주고 관절에 안정성과 운동성을 제공해 주는 섬유성 결합조직으로 구성되어 있습니다.

비록 인대낭 구조가 관절마다 다르다고는 하지만 스트레칭 수용력은 제한적입니다. 즉, 스트레칭이 오래 지속되더라도 여전히 어렵고 회의적이기도 하며 잠재적으로 불안정할 것입니다.

이미지 2

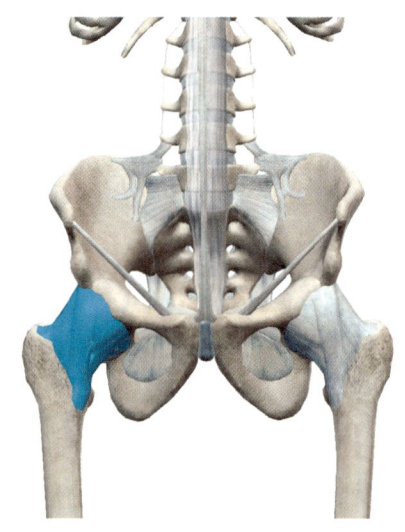

이미지 2는 엉덩이 관절의 인대 예시입니다. 이는 인대낭과 합쳐지며 엉덩이 관절의 움직임 최종 범위를 제약합니다.

이 부위 스트레칭은 먼저 근육과 신경근상의 제약을 극복하는 것이 필수일 것입니다. 결과적으로, 그러한 제약은 과다 신전(폄)하는 소수를 제외하고는 일반인 97%와는 보통 무관합니다.

요점: 인대낭 구조가 유연성을 제약할 수는 있지만 리듬체조 선수처럼 과다 신전(폄)하지 않는 이상 여러분의 운동에는 크게 상관이 없습니다.

스트레칭의 생체역학

골격은 변형될 수 없고 인대 역시 스트레칭에 관한 한 이견을 수반하기 때문에 이제 근육과 여러 종류의 근막에 대해 이야기할 차례인 것 같습니다. 스트레칭의 기본적인 생체역학에 대해 알아보겠습니다.

모든 근육은 골격의 한 부위에 시작점을 두고

또 다른 부위에 삽입되어 있습니다. 스트레칭을 하기 위해서는 이러한 두 지점을 서로 멀어지게 움직여야 합니다. 한 지점을 고정시키고 다른 지점을 움직이거나 두 지점을 동시에 반대 방향으로 움직이며 스트레칭할 수 있습니다. 이미지 3은 이러한 개념을 나타내고 있습니다.

무릎을 펼 때는 넙다리네갈래근(Quadriceps)이 수축하는데 이는 무릎 뒤쪽을 거쳐 아랫다리로 이어지는 뒤넙다리근(Hamstrings)의 한쪽 끝을 당기게 됩니다. 바로 이 한쪽 끝부분이 보통 삽입부라고 불립니다.

또한 발가락 쪽으로 손을 뻗으며 몸을 앞으로 기울이고 다리를 펴며 넙다리곧은근(Rectus femoris)을 수축시킬 때, 골반은 넙다리뼈(Thigh bone or Femur) 쪽으로 당겨집니다. 엉덩관절 굽힘(Hip Flexion)이라 부르는 이 동작은 엉덩뼈 혹은 좌골결절에 위치한 골반 뒤쪽에 있는 뒤넙다리근(Hamstrings)의 (보통 시작점이라고 하는) 나머지 한쪽 끝을 삽입부에서부터 더욱 멀리 움직여 줍니다.

결과: 뒤넙다리근(Hamstrings)의 시작점과 삽입부는 서로 반대로 움직이게 되고 스트레칭의 느낌으로 이를 경험하실 수 있습니다.

스트레칭 생리학

위의 예시와 같이 스트레칭을 하게 될 때, 관절과 힘줄 그리고 근육 내의 수용체는 몸의 움직임과 근육 길이 및 긴장도의 변화를 감지하게 됩니다. 이러한 수용체는 적절한 신체 반응을 위해 신경계에 변화를 알립니다. 예를 들어, 지나치게 빠르게 스트레칭을 하게 될 경우 여러분의 근육은 손상 방지를 위해 수축하게 될 것입니다.

수용체들은 스트레칭 외에도 여러분이 도약하거나, 착지하거나, 기대거나, 뜨거운 것을 만지게 될 때에도 중추신경계에 변화를 알립니다. 반사 신호는 척수로 이동했다가 반사 "궁"이라고 부르는 곳으로 돌아옵니다. 이러한 과정은 재빠른 신체 반응을 가능케 해 줍니다. 반사 신호가 뇌까지 도달하기에는 1초 내지 2초 정도 걸리는데 이 경우에는 너무 오래 걸린다고 할 수 있죠. 보통 반사작용이 일어나고 반사 신호가 뇌에 도달하고 나서야 가령 뜨거운 접시에서 손을 떼는 것과 같이 여러분이 몸에 보이는 반사 조치를 인식하게 됩니다.

신경계 반사작용

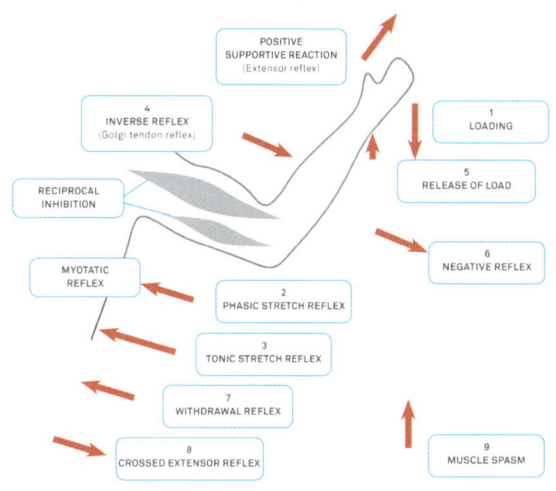

우리 몸에는 근육과 중추신경계를 결합해 주는 무수히 복잡한 수용체와 반사궁이 있습니다. 그중 두 가지 신장 수용체가 중요할 것 같습니다. 근방추 신장 수용체는 근육의 길이 변화와 그 변화 속도를 감지합니다. 기본적으로 근육이 늘어나면 근방추는 빠르게 척수에 신호를 보내고 이는 곧 근육에게 수축하여 그 신장을 거스르라고 신호를 줍니다. 이러한 과정을 "신장 반사"라고 합니다.

요점: 탄도성 스트레칭과 같은 빠른 스트레칭은 역효과를 냅니다. 이는 근방추 신장 수용체를 자극하고 근육을 수축하게 만듭니다.

이미지3

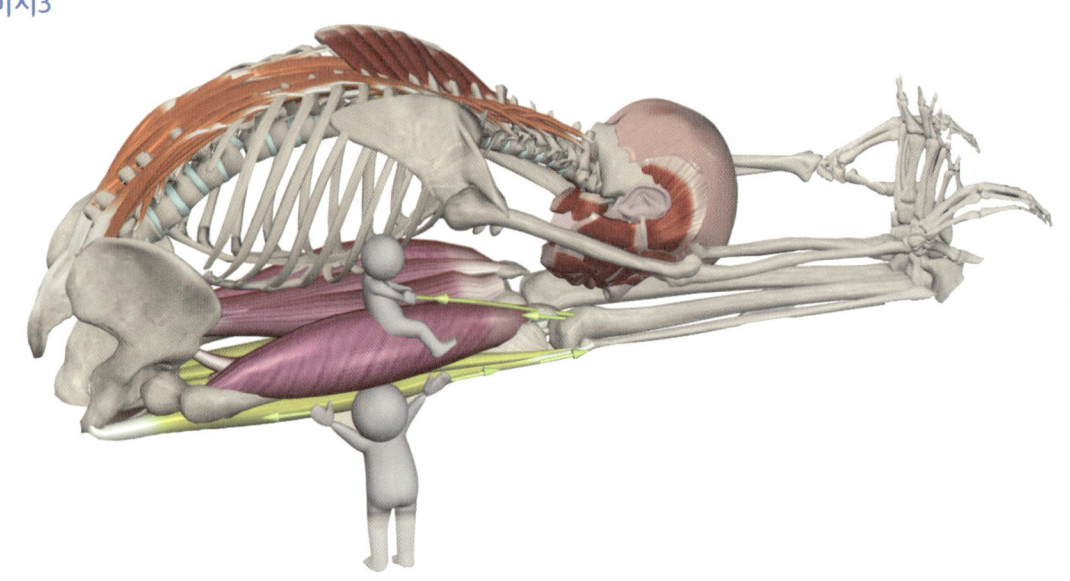

골지힘줄기관(GTO)에서는 전혀 다른 이야기가 펼쳐집니다. 근육과 힘줄이 만나는 지점에 위치한 이 수용체 기관은 근육의 긴장도 변화를 감지합니다.

긴장도가 올라가면 특히 팔다리의 움직임이 없을 때, 이 기관은 부상 방지를 위해 근육에 이완 신호를 보냅니다. 마치 난방기구가 녹아내리지 않도록 스위치를 꺼 버리는 온도 조절 장치처럼 말이죠.

이 기관은 고유수용기성 신경근촉통법이라는 분야에서 발견되는 여러 기법 중 하나인 이른바 수축-이완 기법의 근간을 이룹니다. 이 책의 전반에 걸쳐 유연성 발전을 심화하고 촉진시켜 나가며 이 기법을 활용할 것입니다.

이 장에서부터 알아야 할 것들

유연성을 발달시켜가는 과정에서 도움이 되거나 방해가 되는 여러 요인들이 있습니다. 여러분이 의식을 깨워 천천히 진행하신다면 긍정의 힘을 활용하실 수 있고 유연성 발달을 제한하는 장애물들을 몸소 느끼고 이해하며 받아들이는 법을 배우실 수도 있습니다. 이러한 과정은 안정적이고 보람 있는 운동법을 개발시켜 줄 것입니다.

수축-이완 작용 원리:
Here's how contract/relax works

1 아주 천천히 가벼운 스트레칭을 시작하세요. 이걸 POT 시점(Point Of Tension)이라고 하겠습니다. 급히 움직이는 것은 신장 반사를 일으킬 것입니다. 1에서 10까지의 강도 중 1은 크게 스트레칭 되지 않은 정도이며 10은 극도의 고통이라고 할 때, 5나 6 정도의 강도를 권해 드립니다. 자세를 유지하고 호흡을 다섯 번 이어 간 후 풀어 주세요.

2 스트레칭하고자 하는 근육을 수축시켜 주세요. 물론 신호를 드리겠습니다. 언뜻 납득이 잘 안될 수도 있지만 말씀드린 근육을 5초간 수축시켜 주세요. 여러분이 가진 힘의 30% 정도만을 들이시고 부드럽게 시작해 주세요.

3 힘을 완전히 빼시고 새로운 자세로 다시 스트레칭해 주세요. 기적을 바라시는 것보다는 1에서 10센티미터 정도 스트레칭 속으로 조금 더 빠져들겠다고 생각해 주세요. 새로운 POT 시점을 열다섯 번의 호흡 간 유지해 주세요.

롤러 스트레칭의 수축-이완 방법:
Contract/relax in the roller stretch

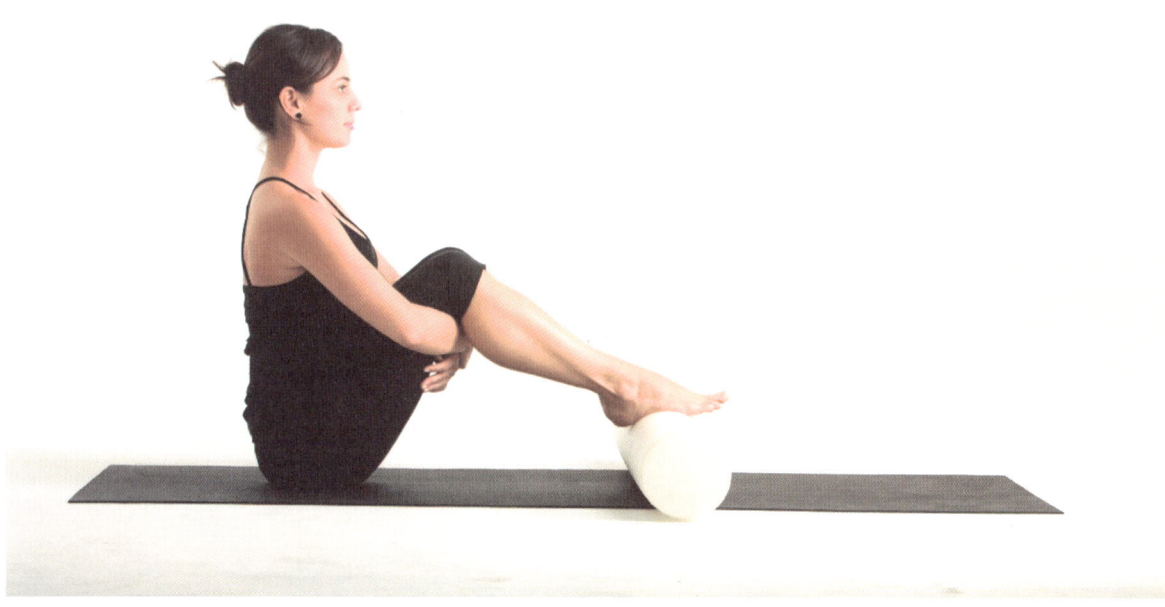

1 폼 롤러를 POT 시점까지 눌러 주시고 다섯 번의 호흡을 유지해 주세요.

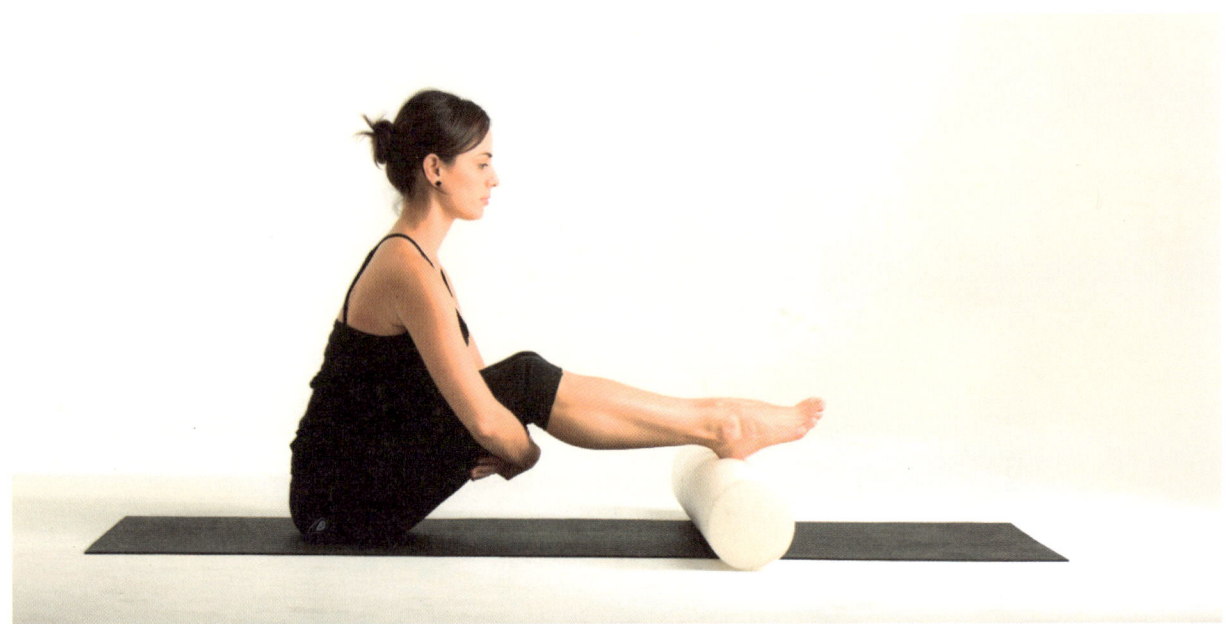

② 스트레칭하고자 하는 근육을 수축시켜 주세요. 여기서는 뒤넙다리근이 되겠죠. 양발을 폼 롤러 위에 대고 눌러 주며 5초간 수축시켜 주세요. 여러분이 가진 힘의 30%만 사용해 주세요. 골지 힘줄 기관이 늘어난 긴장도를 감각신경을 통해 척수에 전해 주게 될 거예요. 근육에 휴식 신호가 전달될 것이고 또 다른 스트레칭을 촉진시켜 주게 될 겁니다.

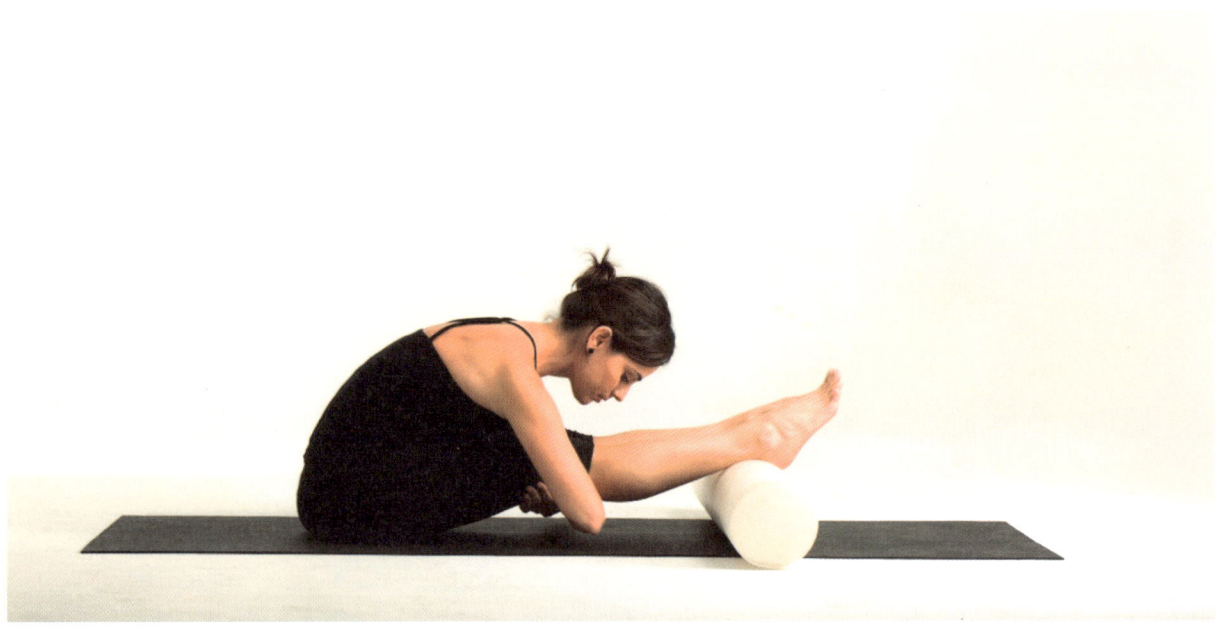

③ 힘을 빼시고 새로운 POT 시점까지 다시 스트레칭해 주세요. 열다섯 번의 심호흡 간 자세를 유지해 주세요. 위의 이미지를 참고해 주세요.

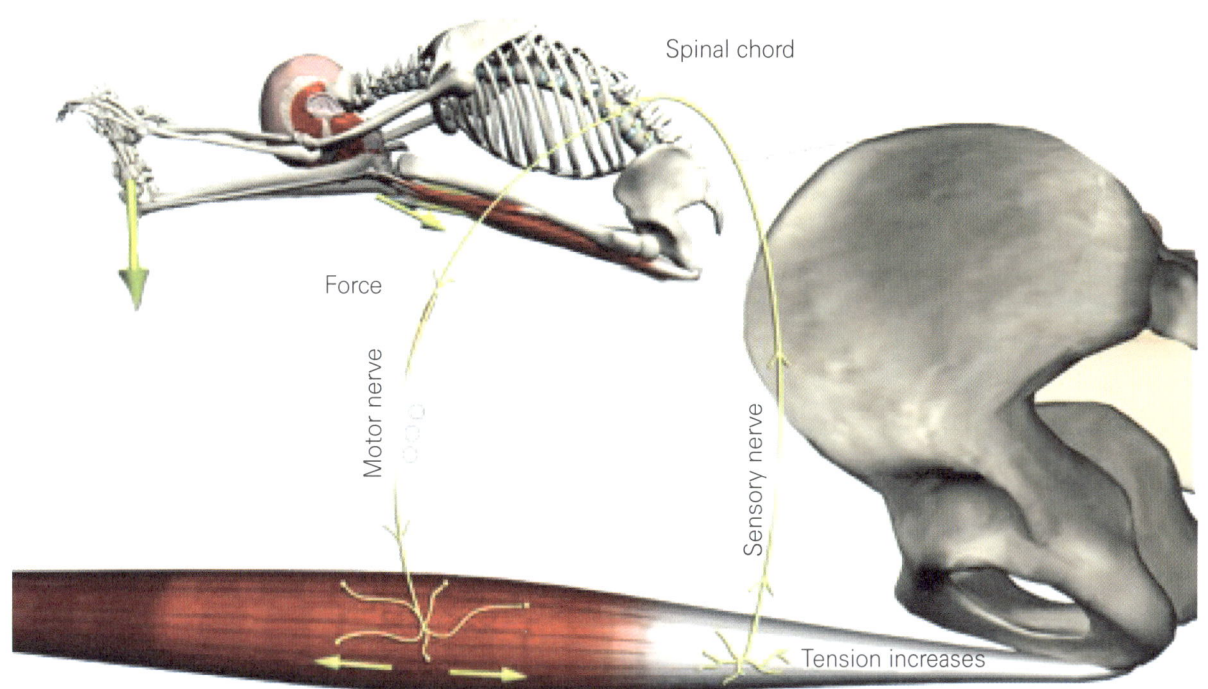

4. 수축-이완 기법 실제 활용. 위 이미지 속의 근육 및 뒤넙다리근은 부드럽게 신장된 자세로 유지되고 있으며 몸의 움직임 없이 정적 수축되어 있습니다. 힘줄(흰색) 속 감각 신경은 근육 정적 긴장도 변화를 척수에 전달해 줍니다. 근육으로는 다시 운동 신경을 통해 이완하라는 신호가 전해집니다. 그러면 스트레칭 길이가 늘어날 수 있게 됩니다.

파트 B
: 이야깃거리

올바로 이해하기

"Don't teach scripts, teach understanding; so that you or your students can write their own scripts – their understanding which they own."
- Anthony Lett

"각본을 가르치려 하지 마세요, 이해를 가르치세요. 그래야 여러분과 여러분의 학생들이 자신만의 각본을 써 나갈 수 있으니까요. 자신이 진정으로 소유하게 되는 자신만의 이해를 말이죠."
- 앤소니 렛

인생의 대부분을 선생이자 학생으로 살아옴으로써 깨닫게 된 바는 특히 신체 능력에 대한 학습에서는 절대적인 선생님이 학생들에게 말과 행동으로 교정과 수정을 직접 조금씩 전해 주는 과거의 "맞고 틀리는" 수업은 잘못된 것이라는 점입니다.

학생들이 원하는 것은 배울 내용과 사실들을 직접 떠먹여 주는 것이 아닙니다. 지나친 정보 제공은 실제로 방해가 될 수도 있습니다. 스트레칭과 같은 신체 능력 학습에서 학생들은 자아 탐구를 장려해 주는 선생님에게 더욱 큰 반응을 보입니다. 선생님이 외부에서 경험한 것을 직접 전해 주는 대로 그저 듣기만 할 때보다 학생들이 직접 질문하고 그들 자신 속에서 어떠한 변화들이 일어나고 있는지를 느껴 볼 수 있도록 보장받을 때의 학습 효과가 훨씬 더 큽니다.

이러한 종류의 수업은 타인에 대한 학생들의 의존을 줄여 주고 판단 기준의 외면적 틀을 만들어 줍니다. 시간이 흐름에 따라 학생들은 구체화된 이해를 구축하게 되고, 이는 그들이 확신을 갖고 스스로 배워 나갈 수 있는 기틀이 됩니다.

하지만 어떻게 이 책에서 그러한 자기 주도적 학습 방법을 사진 및 해부학적 이미지를 참고함과 동시에 균형 있게 유지해 나갈 수 있을까요? 해결책은 시각적 부분(어떻게 보이는지)과 운동감각적 혹은 경험적 부분(어떻게 느껴지는지)을 분명히 구분 짓는 것입니다. 시각적 부분은 여러분이 동작을 시작하는 방법을 뜻합니다. 사진들을 보시고 지시사항을 읽어 보시면서 동작들을 따라 해 보세요. 이러한 과정은 여러분에게 기본적인 기틀을 마련해 주고 제대로 스트레칭이 되고 있다고 개략적으로 느낄 수 있는 시작점을 제공해 줍니다.

다음으로는 운동감각적 혹은 경험적 부분에 주목하세요. 어떤 느낌이 드나요? 그 느낌은 어디서부터 시작되나요? 이러한 질문들이 사진 속 시범을 최대한 똑같이 따라 하는 것보다 훨씬 더 중요하고 결정적입니다. 연습하시면서 이러한 질문들을 스스로에게 물어보세요. 여러분의 운동법은 더욱 폭넓어질 것입니다. 운동 중에 뒤넙다리근이 팽팽해지는 것이 느껴지시겠죠, 그렇지만 분명 다른 부위에서 오는 의미 있는 느낌과 감각 역시 느끼시게 될 겁니다.

스트레칭 간 느껴지는 감각 중 "잘못된" 느낌이

란 건 거의 없다는 점을 덧붙이려 합니다. 어떤 분들은 제대로 "느껴진다"고 하시고, 또 어떤 분들은 확실히 모르겠지만 느껴지는 것 같다고 애써 넘기시기도 할 것입니다. 누군가는 다른 느낌을 받기도 하고 제대로 하고 있는 건지 의문이 들기도 하며 다른 분들은 "도대체 뭐가 느껴지는 건지 모르겠다!"고 하는 경험을 하게 되실 수도 있습니다.

이런 모든 반응은 전부 정상적이며, 존중받아야 합니다. 요가 테라피의 창시자 중 하나인 데시카차르(Desikachar)에 따르면, 혼동 자체에 대한 인식은 일종의 명확성을 의미하며, 모든 지식은 이러한 인식과 함께 시작한다고 합니다.

강사에게 전하는 당부: 교정이 빈번해지면 위험성을 안게 됩니다. 교정을 거듭할수록 학생들은 자신들이 수정이 필요한 존재이며 자신의 몸이나 능력에는 뭔가 부족한 점이 있다는 인상에 사로잡히게 될 수 있습니다. 잊지 말아야 할 것은 그 어느 두 사람의 몸도 똑같을 수는 없다는 점입니다. 다시 말해, 누군가의 한 다리 강아지(One Leg Dog) 자세는 다른 사람의 포즈와는 달라 보일 수밖에 없다는 것입니다. 단 하나의 통일된 표준이란 것은 없습니다.

여러분의 학생 하나하나와 그들의 몸은 그들만의 고유한 심리사회적, 생화학적, 생체역학적 영향력의 조합입니다. 여러분의 앞에 선 그들은 그러한 영향력이 그들 각각의 고유한 생득적 특질들에 포개진 개인적 형상인 것입니다. 이러한 다양성에 대처해 주셔야 하는 것이죠.

한 가지 더 당부드리자면 완벽함의 이미지가 넘쳐 나는 세상이지만, 그러한 점을 여러분의 운동법에까지 끌어들일 필요는 없다는 점입니다. 이는 일종의 "판단적 태도"로 이어지게 되고, 이는 여러분이 맞서 실패할 수밖에 없는 또 하나의 기준이 될 수밖에 없습니다. 스트레칭이란 외적 양식만큼이나 내적 수양도 역시 중요합니다. 그 무릎 각도에 대한 집착을 좀 버리자고요!

교수이자 심리 치료사이셨던 아버지의 가르침에 따르면, "경험적 지식에 대한 인식은 언제나 우리의 이해에 가치를 더해 준다"고 합니다. 여러분의 현재 맥락에도 해당된다고 확신합니다.

표준에 대한 당부
(어떤 스트레칭을 해야만 하는 걸까?)

유연성이란 것은 관절에 국한된 것입니다. 모든 부위가 뻣뻣한 사람은 드뭅니다. 모든 부위가 유연한 사람은 더욱 드물죠. 이러한 관점으로 볼 때 스트레칭을 "초급", "중급", "상급"으로 나눠 일반화하는 것은 문제가 있다고 보입니다. 예를 들면, "상급"도 가끔씩은 스트레칭을 시작할 때 요구되는 수준의 유연성을 의미하기도 합니다.

"상급"은 또 가끔씩 일정 수준의 힘, 균형 감각, 신체 인식도를 전제하기도 하죠. 하지만 곧 어느 부위는 뻣뻣하고, 또 다른 부위는 그렇지 않다는 사실을 이 책의 이미지들을 보시면서 직관적으로 알게 되실 수도 있을 겁니다.

어느 경우건, 이 책의 모든 내용을 신경 써 살펴봐 주시길 바랍니다. 여러분 자신을 탐구해 보세요. 자기 관찰과 내적 탐구는, 단순 유연성 습득이 주는 혜택을 훨씬 뛰어넘는 유용한 능력인 것입니다. 뻣뻣한 부위를 찾아내시고 향상시키세요. 조셉 필라테스(Joseph Pilates)의 말을 빌리면, "여러분의 몸을 탐구하시고, 장점과 단점을 알아내세요. 단점은 없애고 장점을 키우시길 바랍니다." (*Your Health*, p. 25)

스트레칭은 얼마나 자주 해야 하는 건가요?
How often should I stretch?

이 문제에 대해서는 이전 저서에서 더욱 광범위하게 다룬 적이 있지만, 이런 질문은 저로 하여금 제가 가장 좋아하는 사르트르(Sartre)의 격언 중 하나를 되새기게 해 줍니다. 사르트르의 말을 빌리면, **"우리는 우리 스스로를 써 내려가는 작가다. 우리의 행동과 우리의 실패를 통해 우리는 궁극적으로 스스로를 설계해 간다."** 물리적인 관점으로 볼 때 우리의 모든 행동은 적응을 불러일으킵니다.

옳건 그르건 간에 우리는 끊임없이 우리 스스로를 설계해 나가고 있는 것입니다. 예로 우리가 운동을 안 하게 된다면 근육을 잃게 됩니다. 대사나 에너지 측면에서 대가가 크기 때문에 우리의 몸은 근육을 불필요하다고 여겨 그 일부를 없애기로 정하는 것입니다.

비슷한 적응의 사례가 뇌에서도 발견된다고 최근 연구는 전합니다. 나이가 들며 지속적인 자극이 사라지면 지능은 낮아지게 됩니다. 이러한 예시가 부정적인 적응 사례이긴 하더라도 이는 자극 또는 자극의 부재에 대한 반응인 것입니다. 비슷하게도 스트레칭에 대한 반복적 노출은 앞서 소개해 드린 이른바 "기계적 형질 도입"(Lederman: Therapeutic Stretching)이라는 또 다른 형태의 적응을 불러일으킬 것입니다. 이는 여러분의 세포 조직이 스트레칭에서 경험하는 기계적 장력으로 더욱 크게 성장하면서 보이는 생물학적 반응을 의미합니다. 이러한 반응이 일어나기 위해서는 반드시 각 근육군을 최소 일주일에 두 번 스트레칭해 주셔야 합니다(여러분이 무의식적으로 노출되고 맞서 싸우기도 하는 예를 들어, 의자에 앉아 있기와 같은 다른 자극에도 유념하시길 바랍니다). 또한 이 책에서 권하는 시간만큼 스트레칭을 유지해 주셔야 합니다.

일리닌(Ylinin)은 그의 저서 "Stretching Therapy"에서 서로 다른 시간 동안 스트레칭을 수행했던 두 그룹 간의 차이에 대한 연구 내용을 상세히 전해 주고 있습니다(p.73). 1분 동안 스트레칭 자세를 유지했던 그룹은 무려 한 달 만에 15%의 유연성 향상을 보인 데 반해, 15초 동안만 유지했던 그룹의 향상은 고작 4%에 그쳤고 이는 투자 대비 그리 괄목할 만한 성과는 아니라고 보입니다.

요점: 운동 관리를 철저히 하세요. 이 책의 권고 사항을 따르세요. 지름길은 없습니다.

준비 운동
Warming up
(몸과 세포조직 온도 올리기)

스포츠 분야에서 워밍업은 이미 전문 분야로 자리 잡았으며 특정 요건들을 충족시켜야만 합니다. 워밍업 자체는 반드시 세부적이어야 하고 실제 운동의 신체 움직임 패턴과 고유한 관절 위치를 반영해야 합니다. 워밍업의 목표는 그저 여러 관절의 윤활과 일반 '예열'이 아니라 아주 중요하게도 실제 운동에 필요한 운동 능력과 특정 신경 조직 패턴화의 재점화, 그리고 더불어 신체 조직에 대한 적절한 혈류량 확보인 것입니다.

스트레칭을 준비할 때 여러분의 워밍업이 반드시 엄격할 필요는 없습니다. 실제 스트레칭 자세들을 꼭 있는 그대로 따라 하실 필요는 없고 어떤 운동이든 체온을 올려 줄 수 있는 것이라면 충분합니다. 실제 스트레칭 세션이 시작도 하기 전에 진을 빼지 않는 것이 더욱 중요합니다. 어느 정도 신속하고 효율적인 워밍업 절차가 필요한 것입니다. 올라간 체온이 빠져나가지 않도록 막아 주는 운동용 스웨트 슈트를 착용하는 것도 도움이 되니 우선 이 점부터 신경 쓰시길 바랍니다. 전 겨울에 '사우나 슈트'를 착용하는데 열을 가둬 주는 일종의 나일론 트랙 슈트로 입고 있자면 걸어 다니는 쓰레기 봉지처럼 보이지만 효과는 좋습니다. 발레 댄서들 역시 열과 신체 움직임 잠재력을 높이기 위해 바(Bar) 운동을 할 때는 비닐 소재 하의를 착용한다고 알려져 있습니다.

복장을 잘 갖췄다면 신체의 큰 근육의 대부분을 활용하는 어떠한 운동이든 (팔과 다리 그리고 상체의 총체적인 움직임) 5~10분 정도면 여러분의 몸을 예열해 줄 것입니다. 워밍업을 위해 준비 운동을 따로 하실 필요가 있을까요? 아니죠, 워밍업은 운동 범위를 완전히 늘리려 하는 것이 아닙니다.

시작은 천천히 하시고, 체온이 올라 어느 정도 땀이 나기 시작할 때 서서히 템포를 올리세요. 쉬지 않고 걸어 보시고 스쿼트 운동을 몇 세트 해 보시거나 10분 정도의 동적 운동을 해 보세요. 몸에 열이 돌기 시작했다면 스트레칭하실 준비가 된 겁니다.

우리는 왜 워밍업을 해야 할까요? 스트레칭을 위한 워밍업의 가장 직접적인 혜택으로는 근육의 점성을 낮추고 신체의 유체 흐름에 대한 저항을 낮춘다는 것이 있는데, 근육과 결합 조직의 점성은 어느 정도 신체의 움직임을 제한시키는 원인이 된다고 알려져 있습니다. 열은 점성과는 반비례 관계에 있고, 이는 체온이 오르면 신체의 유체 점성은 낮아진다는 점을 의미합니다. 이렇게 줄어든 점성은 다시 신체 움직임에 대한 저항을 낮춰 주고 그 결과 유연성은 향상됩니다.

신경 자극이 전해지는 속도는 체온이 오르면서 함께 증가한다는 점은 이미 잘 알려진 사실입니다. (추울 때 여러분의 손가락이 얼마나 둔해지는지를 떠올려 보세요.) 세계신기록이 더운 날씨 환경에서 경신되는 데에는 아마도 이러한 이유가 있기 때문일지 모르겠습니다. 스트레칭을 하게 되면 신체 컨트롤 능력이 향상되어 여러분은 더욱 능숙하고 세심하게 동작을 수행하고 느끼게 됩니다. 스트레칭하기에는 더할 나위 없이 안전한 상태인 셈이죠.

끝으로 조금은 수동적인 방식의 워밍업으로는 온수 목욕과 적외선 요법, 마사지 또는 갖가지의 사우나가 있습니다. 근육의 긴장을 낮추기 위해서는 (근육의 이완을 돕는 데에는) 역동적인 방식보다는 수동적인 방식으로 체온을 올리는 편이 더욱 효과적입니다. 여러분의 스트레칭이 원기 회복에 그 목적을 두고 있다면 수동적이고 다소 편안한 워밍업이 더욱 적합할 것입니다. 신경계가 더욱 편안해지며 더욱 큰 완화 효과를 가져다줄 것이기 때문입니다. 평소 숙면을 취하지 못하신다면 잠자리에 들기 전 이러한 워밍업을 통해 커다란 변화를 경험해 보실 수 있을 것입니다.

스트레칭 간 호흡
Breathing during stretching

2002년 저서 "하타 요가의 해부학"에서 콜터(Coulter)는 호흡을 역행 호흡, 흉부 호흡, 복부 호흡 그리고 가로막 호흡 네 가지로 소개하고 있고, 각 호흡과 스트레칭 및 하타 요가와의 관계를 묘사해 주고 있습니다. 이와 같은 내용에 대해 더욱 심도 있게 다루는 것은 이 책의 주제 범위를 넘어서지만 자세와 호흡이 상호 간 영향을 주고받는 방식은 상당히 복잡하면서도 흥미롭습니다.

여러분이 운동을 하시는 동안 종종 어떤 자세에서는 호흡이 제한적이고, 어떤 자세에서는 더욱 제대로 호흡할 수 있다고 느껴질 때가 있으실 겁니다. 염려하실 필요 없습니다. 지극히 정상적이니까요. 호흡은 여러분의 신체 자세와 어느 신체 부위들이 수축, 이완되고 있는지 또한 이로써 가로막이 받는 영향에 따라 달라집니다. 레슬리 카미노프(Leslie Kaminoff)는 그의 저서 "요가를 위한 해부학"에서 호흡을 "체강 내의 형체 변화"로 묘사하며 이러한 과정에 대해 상세히 전하고 있습니다. 여러분이 스트레칭을 하시는 동안 이처럼 훌륭히도 간결한 내용을 관찰하실 수 있는 겁니다. 호흡 시 가장 영향을 받는 두 개의 체강 즉, 흉곽과 복부의 일부는 가능한 범위 내에서 형체 변화를 겪게 됩니다. 가로막은 다차원적 움직임을 지니고 있기 때문에 그 움직임의 종류와 형체 변화는 그것이 접하고 있는 부위 중 어느 곳이 안정적이고 어느 곳이 유동적인지에 따라 달라집니다. 배가 불룩해지거나 흉곽이 올라가거나 두 가지가 동시에 관찰되기도 합니다. 등을 대고 누운 스트레칭을 예로 들면, 가로막 돔의 꼭대기는 마치 피스톤처럼 곧게 아래로 당겨지고 흉벽은 실린더와 같은 역할을 하게 됩니다. 가로막이 내려가면 복벽은 앞쪽으로 당겨지고, 호흡을 내쉬는 동안 가로막이 이완하고 올라가면 복벽은 뒤쪽으로 당겨지게 됩니다.

옆구부리기 자세는 다른 경험을 선사하는데 약간의 흉곽 확장을 동반하며 배는 반쯤 나오게 됩니다. 여러분이 몸을 기울이시는 쪽의 복부 아랫부분과 흉곽이 압박을 받기 때문에 가로막 돔이 아래로 향하는 움직임에 방해를 받게 되는 것이죠.

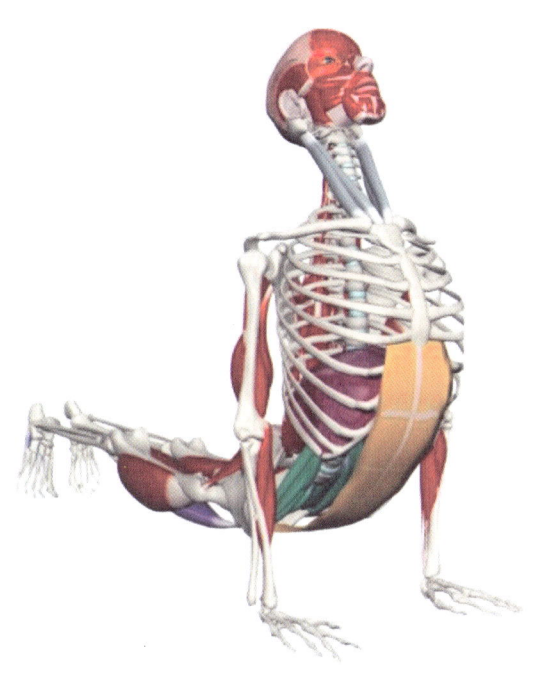

예를 들어, 이 자세에서의 깊은 복부 들숨은 늑골과 접한 모든 호흡근과 보조호흡근, 특히 배곧은근과 배바깥빗근 그리고 복부가로근의 스트레칭을 일으킬 것입니다.

복부 장기들은 유동적이라 압착되지 않기 때문에 가로막이 늑골과 접한 부위를 바깥쪽으로 밀어내 여러분이 스트레칭하시는 쪽의 앞, 뒤, 측면으로 늑골의 밑부분을 벌릴 때 지주 역할을 하게 됩니다.

스트레칭 시 배가 불룩해진다거나 늑골이 벌어지거나 혹은 두 가지 모두 느껴질 때 최대한 깊이 호흡하셔야 합니다. 이는 신체 내부의 집중력 즉, 신체 속으로 "깃들기"를 촉진시켜 여러분의 스트레칭 경험을 극대화해 주기 때문에 스트레칭만큼이나 호흡에도 신경을 쓰셔야 합니다. 이러한 신체 속으로 "깃들기"는 버니 클락(Bernie Clark)[인요가(Yin Yoga)]이 그의 학생들에게 전하는 애정 어린 조언에 잘 나타나 있습니다. "여러분의 몸을 이용해 스트레칭으로 빠져들려 하지 마세요, 스트레칭을 이용해 여러분의 몸속으로 빠져들어 보세요."

처음에 특히 여러분이 스트레칭에 입문하게 되실 때, 가장 먼저 집중하셔야 할 것은 부드럽고 일정하며 느리고 차분하고 깊은 호흡입니다. 이러한 호흡은 편안함을 선사하고 편안한 상태는 심리·생리학적 경험이 됩니다. 여러분이 편안해지실 수 있는 만큼 여러분의 근육 역시 스트레칭에 대한 저항을 더욱 내려놓을 수 있습니다. 차분하고 깊은 호흡은 상당한 힐링 효과도 가져다줍니다.

허브 벤슨(Herb Benson)의 저서 "휴식 반응"은 휴식이라는 주제에 대한 획기적인 작품으로 호흡과 휴식의 긍정적 신경생리학적 산물을 상세히 다루고 있습니다.

여러분의 호흡이 가늘어지거나 위축되지 않도록 해 주세요. 얕은 호흡은 윗 가슴과 동반되며 복부의 정상적인 상하 움직임과 흉골 하부 및 늑골 아랫부분의 움직임 없이 이루어집니다. 얕은 호흡 시 유일하게 두드러지는 점은 쇄골의 상하 움직임 뿐입니다. 콜터(Coulter)는 "습관적인 윗 가슴 호흡은 신체적, 정신적 문제를 나타내고 있을 뿐만 아니라, 그러한 문제를 일으키기도 한다"고 말합니다. 실제로 반복적인 얕은 호흡은 "공격-도피" 반응을 자극하고, 심장 박동수와 혈압을 상승시키며 근육 긴장을 일으키고 불안감을 가져옵니다. 게다가 위축된 호흡은 다량의 공기를 폐의 상부 즉, 혈액 공급이 가장 원활하지 못한 부위로 유입시키기 때문에 효과적이지 못합니다. 마지막으로 이러한 호흡은 여러분의 머리와 목 부근의 편안해야 할 근육인 보조호흡근에 큰 부담을 주게 됩니다.

근육의 불균형
Muscle imbalance

"It is inevitable that we develop anomalies, because we will never use our bodies symmetrically."
- Juhan

"우리는 결코 몸을 대칭적으로 쓸 수 없기에, 이상 현상은 당연히 생길 수밖에 없다." - 유한

스트레칭을 시작하시게 되면 아마도 여러분의 몸이 대칭적이지 않다는 점에 놀라시게 될 것입니다. 그의 저서 "욥의 몸"에서 유한은 "우리는 결코 몸을 대칭적으로 쓸 수 없기에 이상 현상은 당연히 생길 수밖에 없다"고 전하며 비대칭성의 발현을 설명해 주고 있습니다. 직관적으로만 생각해 봐도 여러분 모두 이러한 사실을 잘 알고 계실 것입니다. 아무리 최대한 신경을 쓰더라도 우리의 몸을 대칭적으로 쓸 수는 없습니다. 컴퓨터 마우스를 하루하루 번갈아 평소 쓰던 손에서 반대로 옮겨 사용해 보거나, 일주일의 반은 차를 평소의 반대 방향으로 후진시켜 차고에서 빼 보는 것을 상상해 보시면 쉽게 아실 수 있을 것입니다.

우리의 몸을 대칭적으로 쓰는 데 방해가 되는 또 다른 걸림돌은 우리가 습관의 존재라 운동 패턴을 축적하고 빠르게 그것들을 습득해 나가려 한다는 사실입니다. 이렇게 뿌리 깊이 반복적인 능력은 더욱 복잡한 문제 해결을 위해 우리의 자의식을 일깨우고 결국 우리가 말 그대로 삶의 모든 과정에 계획을 두어야 한다면 삶은 극도로 고달파질 것입니다. 그렇지만 우리의 무의식적인 움직임 패턴을 발전시켜 나가는 동안 근육을 대칭적으로 발달시키려는 노력이나 어떻게 비대칭적인 발달이 우리의 건강에 영향을 미칠 것인지에 대한 관심은 거의 기울여지지 않고 있습니다. 그렇다면 우리는 어떻게 해야 하는 것일까요? 실질적인 답변은 간단합니다. 뻣뻣한 근육을 더욱 자주 스트레칭해 주는 것입니다. 예를 들어, 우리 몸의 두 개의 동일한 근육(뒤넙다리근과 같은) 중 한쪽이 더 뻣뻣하다면, 그 부위를 두 배 더 스트레칭해 주시면 됩니다. 스트레칭하실 때, 둘 중 더욱 뻣뻣한 쪽을 먼저 스트레칭해 주시고 그다음 부드러운 쪽을 그리고 다시 더 뻣뻣한 쪽을 해 주시면 되는 것입니다. 2~3개월 정도 시간이 흐르면 불균형은 해결될 것입니다.

스트레칭을 하지 않으시는 동안에도 여러분은

스트레칭을 통해 얻게 된 훌륭한 인식을 활용하여 해로운 움직임 습관을 물리쳐 나가실 수 있습니다. 유한(Juhan)에 따르면, "우리를 속박하는 퇴행적 습관 형성을 떨쳐 내기 위해 필요한 것은 우리의 근육에 스며든 습관이 우리를 끄집어 당기는 방향성과 그러한 방향성에 영향을 미치는 신체 부위와 우리가 그와는 다른 습관적 양상을 지녔다면 어떤 느낌이었을지에 대한 인식"이라고 합니다.

스트레칭은 다른 그 어떠한 방법보다도 더욱 빠르고 직접적으로 이러한 인식을 움트게 해 줄 수 있습니다. 세심한 주의를 기울인 스트레칭은 여러분이 잠시 멈춰 습관을 통해 무엇이 생겨났는지를 실제로 느껴 보고 문제가 되는 측면을 탐구하고 그리고 가장 중요하게도 해소의 안도감을 경험해 볼 수 있도록 해 줍니다.

긴장과 압박

긴장과 압박은 스트레칭 시 경험할 수 있는 가장 중요한 두 가지 감각을 나타냅니다. 훌륭한 요가 해부학자 폴 그릴리(Paul Grilley)는 그의 저서 "요가를 위한 해부학"을 통해 이러한 개념에 대해 소개해 주고 있습니다. 긴장은 스트레칭의 느낌이자 근육과 근막의 늘어짐이며, 올바른 스트레칭 운동과 함께 오는 달콤한 감각입니다.

물론 세심한 주의를 기울이지 않으신다거나 곧 소개될 기준 범위를 벗어나게 되신다면, 긴장 역시 고통이 되어 버릴 수도 있습니다. 긴장은 설명하기 어렵기도 하며 스트레칭에 처음 입문하시는 분들이나 특히, 아직 자신의 "몸속으로 빠져들지" 못하신 분들께서는 스트레칭 시 발생할 수 있는 여러 가지 감각들을 구분해 내는 법을 익히지 못하셨을 수도 있기 때문에 온갖 종류의 감각을 스트레칭이라 여기실 겁니다. 긴장이란 여러분이 아침에 일어나시면서 몸을 뒤로 젖혀 일어나실 준비를 하실 때 느껴지는 감각입니다. 이는 동물의 세계에서도 종종 목격되기도 하며 기지개라고도 하죠. 하루 중 여러 번 낮잠에서 깨며 앞으로, 뒤로 몸을 젖히는 고양이나 강아지의 모습을 떠올려 보시면 알 수 있습니다.

압박은 정반대의 감각입니다. 압박은 관절, 힘줄, 뼈, 피부 그리고 지방이 서로를 붙들어 움직임을 막아 세울 때의 경험을 나타냅니다. 팔꿈치를 최대한 펼치거나 구부리면 팔뚝과 위팔두갈래근 사이의 압박을 느끼실 수 있을 것입니다. (보디빌더들이 경직되어 보이는 이유가 바로 이것입니다. 웨이트 트레이닝이 뻣뻣함을 유발한다는 것이 아니라, 그들의 근육의 크기가 움직임을 제한하고, 시간이 지나면서 적합한 압박을 만들어 내는 것입니다.) 팔을 최대한 곧게 뻗어 보시면 팔꿈치 관절 뼈의 압박을 경험하실 수 있을 것입니다.

다음 장에서는 스트레칭 시 나타날 수 있는 압박의 몇 가지 사례를 전해 드리겠습니다. 또한 그 옆으로는 왜 압박이 누구에게는 일어날 수도 있고 누구에게는 그렇지 않을 수도 있는지 설명해 주는 골격 구조상의 차이에 관한 이미지도 함께 소개해 드리겠습니다. 저희는 연수를 통해 개개인의 구조적 차이와 압박의 발생 가능성에 대해 시험할 수 있었고 그에 따른 추천 대안 역시 고안해 낼 수 있었습니다. 개개인의 다양한 구조적 차이 탓에 이를 글로는 전하기 어렵습니다. 그 대신, 압박이 일어날 수 있는 관절 위치를 시각적으로 제시해 드리며 압박의 발생 가능성에 대해 알려 드리겠습니다.

압박은 이따금씩 시간이 지남에 따라 염증과 조

직 손상을 유발하기도 합니다. 어깨 관절의 압박은 머리 위로 들어 올리는 반복적인 팔 운동이 건염을 불러일으킬 수 있다는 예시이기도 합니다. 그렇지만, 압박이 해로운 것만은 아닙니다. 실제로 관절 부위의 압박은 여러 가지 이유로 그때그때 유익할 수 있습니다. 옆 구부리기 운동 시 허리 주위의 지방의 압박은 스트레칭의 진행에 방해가 될 수는 있겠지만 크게 해롭지도 않을뿐더러 척추의 디스크들은 실제로 수분공급과 회복을 위해 움직임과 압박에 의지하게 됩니다. 유념하실 점은 압박이 일어나면 다른 방식의 스트레칭을 시도해 보실 필요가 있다는 것입니다. 하고 있는 스트레칭의 범위 내에서 천천히 움직여 압박감을 완화시켜 보시거나 보통의 경우에는 압박이 해당 관절의 최대 운동 반경이라는 점을 염두에 두실 수도 있습니다. 그 이상의 스트레칭을 계속 고집하셔도 여러분의 골격 구조를 바꾸실 수는 없을 것입니다. 거기까지가 끝이고, 이제 받아들이실 일만 남았습니다. 또한 압박은 다분히 개인적이라는 점 역시 명심하셔야 합니다. 그 어떠한 연약함이나 실패의 징후도 아니며 다음의 일화가 보여 주듯 사람마다 다르게 일어납니다. 물론 긴장과 압박을 모두 경험하는 것도 가능합니다. 그러한 경우엔 여러분이 어느 방향으로 나아가야 할지를 놓고 여러분의 강사와 함께 결정을 내리셔도 좋습니다.

압박 - 어깨 관절
Compression - the Shoulder Joint

어깨 관절은 압박이 가장 빈번히 일어나는 부위입니다. 팔을 머리 위로 드는 특히 하중을 견디는 모든 스트레칭은 관절 깊이 압박감을 불러일으킬 수 있습니다. 이 부위의 압박은 대결절이나 소결절 사이의 조직과 어깨뼈봉우리 사이에서 가장 자주 발생합니다. 아래 뼈 사진들에는 뼈 모양과 크기 상의 두드러진 차이가 나타나 있고, 왜 누구에게는 압박이 쉽게 일어나는 데 반해 누구에게는 그렇지 않은지를 알 수 있습니다.

어깨 부위의 압박을 경험하시게 된다면 먼저 위팔뼈를 바깥으로 돌려 보시길 바랍니다. 이는 어깨뼈봉우리돌기 아래에 공간을 만들어 줍니다. 다음으로는 스트레칭 범위를 조금 줄여 보시길 바랍니다. 간혹 이런 식으로 문제가 해소되기도 하고, 스트레칭 시 관절을 충돌하게 두며 여러분의 하중을 견디게 하기보다는 여러분의 근육을 활용하여 대신할 수 있습니다.

어깨 압박이 일어나는 스트레칭 자세로는 한 다리 강아지 자세(the One Leg Dog Pose), 바퀴 자세(the Wheel pose), 보수를 활용한 백 밴드 자세(the BOSU Back Bend), 넓은 등근 스트레칭(the Latissimus Dorsi), 위팔세갈래근 스트레칭(the Triceps), 바닥에서 그리고 앉아서 하는 사이드 밴드(Floor and Seated Side Bend), 엎드려 위팔두갈래근 스트레칭(Lying Bicep), 그리고 가슴근 스트레칭(Pectoral Stretches)이 있습니다.

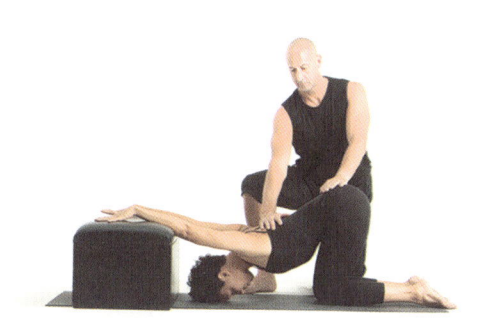

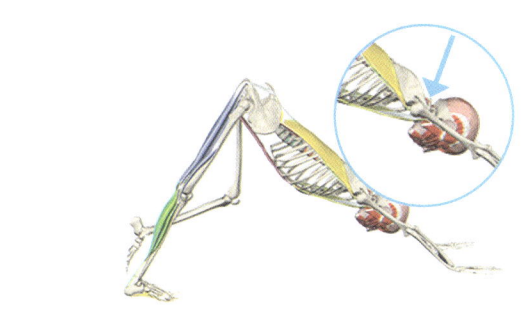

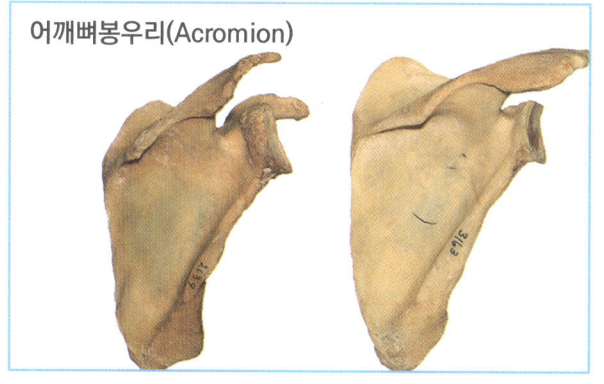
어깨뼈봉우리(Acromion)

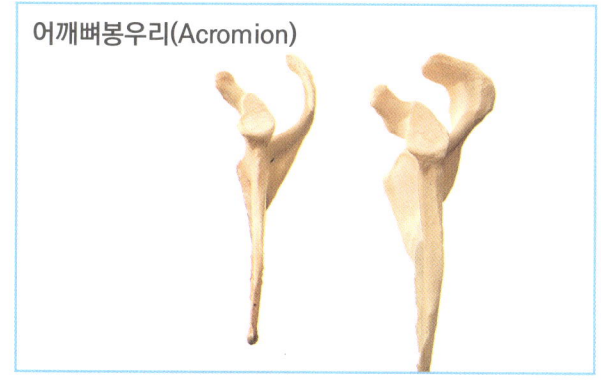
어깨뼈봉우리(Acromion)

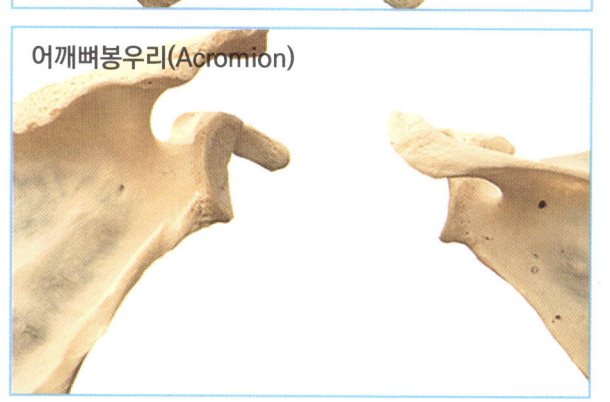
어깨뼈봉우리(Acromion)

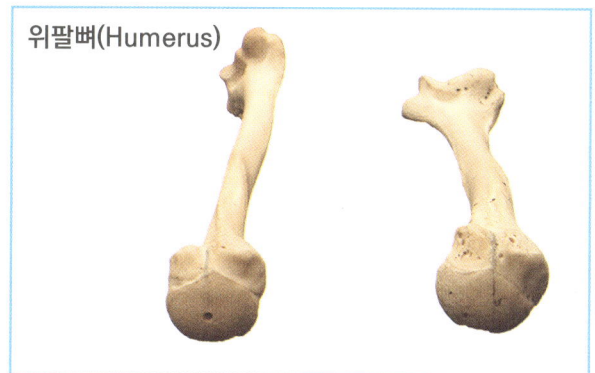
위팔뼈(Humerus)

압박 - 엉덩관절
Compression - the Hip Joint

엉덩관절은 압박이 일어날 수 있는 또 다른 주요 부위입니다. 다리뼈나 넙다리뼈가 당겨지거나 벌어지는 스트레칭이 압박감을 일으킬 가능성이 가장 큽니다. 큰돌기와 관골구라 불리는 엉덩관절테 사이의 조직에서 압박이 가장 빈번하게 발생합니다. 아래의 뼈 사진들에는 다양한 엉덩관절 및 넙다리뼈 형태가 나타나 있습니다. 넙다리뼈의 머리와 목 부분은 상당한 차이를 보여 주고 있으며 관골구의 각도 역시 마찬가지입니다. 이러한 차이가 불러오는 다양한 움직임의 가능성을 가늠하실 수 있을 것입니다. 개개인마다의 차이 역시 존재하며 따라서 누군가의 엉덩관절은 다른 사람의 것과는 매우 다를 수 있다는 점 역시 염두에 두시길 바랍니다.

엉덩관절이 구부러지는 자세에서 압박을 경험하시게 된다면 살짝 당겨 보세요. 옆으로 다리 벌리는 자세(Side splits)에서처럼 당기는 자세에서 압박이 일어난다면 바깥으로 넙다리뼈를 돌려 관절 내에 더 많은 공간을 확보해 보시길 바랍니다.

압박이 고려 요인이 될 수도 있는 스트레칭으로는 제4장의 모든 모음근 스트레칭과 제3장의 런지 자세들이 있습니다.

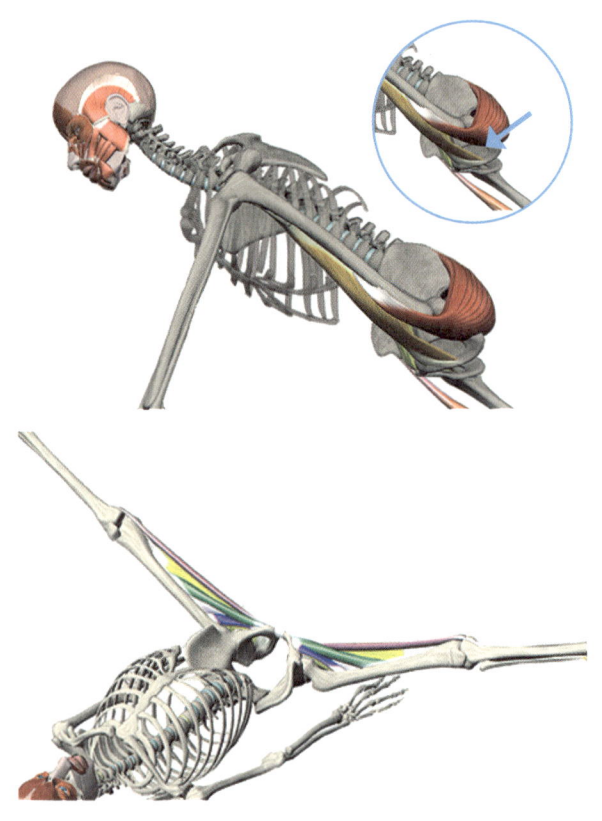

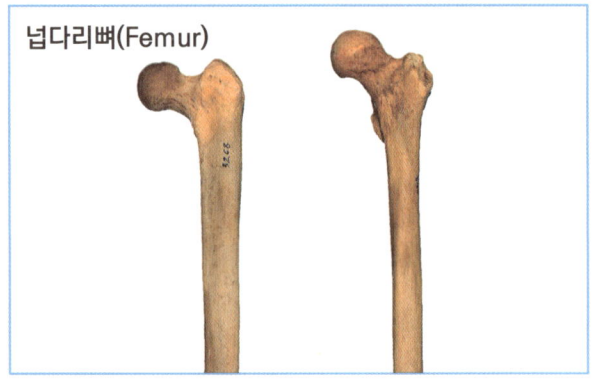

넙다리뼈(Femur)

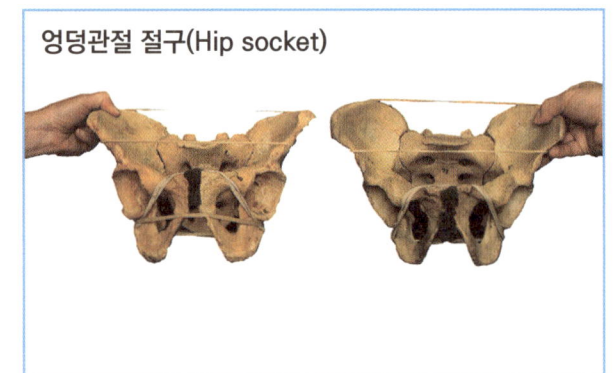

엉덩관절 절구(Hip socket)

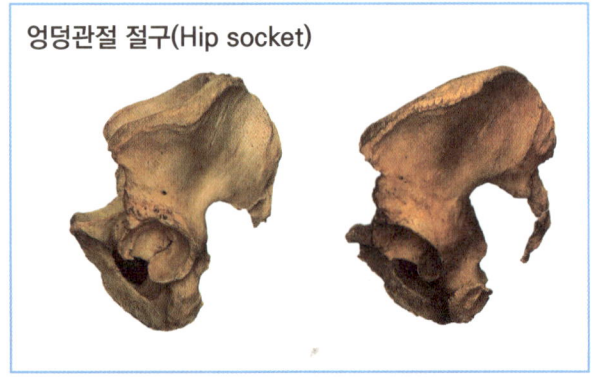

엉덩관절 절구(Hip socket)

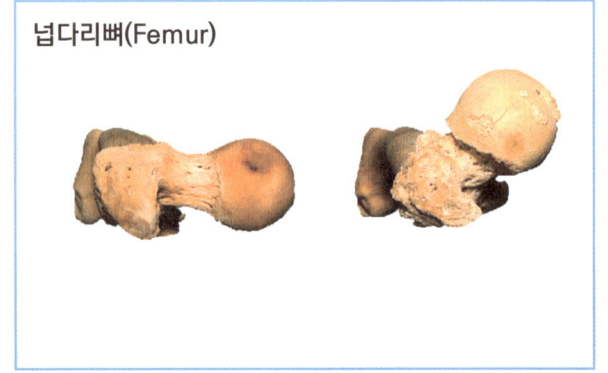

넙다리뼈(Femur)

압박 - 허리뼈
Compression - the Lumbar Spine

척추 전체의 극상돌기는 척추의 신전을 막기 위해 압박될 수 있습니다. 저희의 스트레칭 연구 중 허리뼈는 해로울 수도 있는 강력한 신전 압박에 가장 빈번히 노출되는 것으로 드러났습니다. 압축은 극상돌기들이 서로 엉켜들면서 일어나고 이는 또한 추간판 앞부분의 압박을 초래할 수 있습니다.

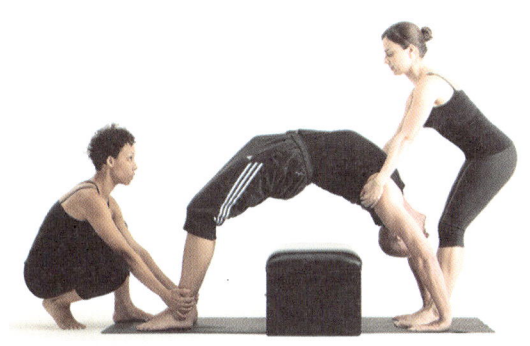

아래의 뼈 사진들에는 특정 척추가 보다 신전에 용이하며 이는 극상돌기들 사이에 더 많은 공간이 있어 더욱 큰 움직임을 가능케 하기 때문이라는 점이 나타나 있습니다. 오른쪽 사진의 바퀴 자세(Wheel Pose)와 같은 강도 높은 척추 신전 운동을 시도해 보기 전 여러분 척추의 잠재 운동성의 범위를 확인해 보시는 것이 좋습니다. 압축 현상이 고려 요인일 때는 적응이 필요할 수도 있습니다. 제6장의 박스를 활용한 바퀴 자세(Box Wheel)는 다리를 들어 올리는 것이 요추 신전의 강도를 낮춰 줄 수 있다는 좋은 본보기입니다. 코브라 자세(Cobra), 보수를 활용한 백 밴드 자세(BOSU Back Bend) 그리고 넓은등근 스트레칭 같은 다른 운동들은 뼈의 압축 탓에 다소 제한적일 수 있습니다.

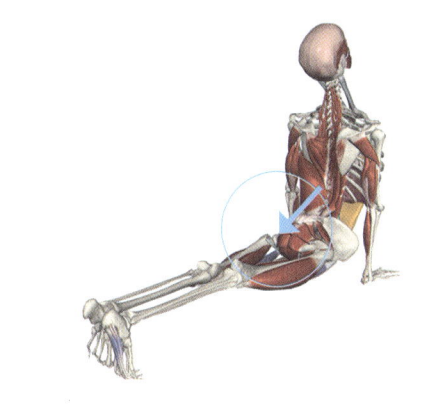

허리뼈(Lumbar Vertebra)

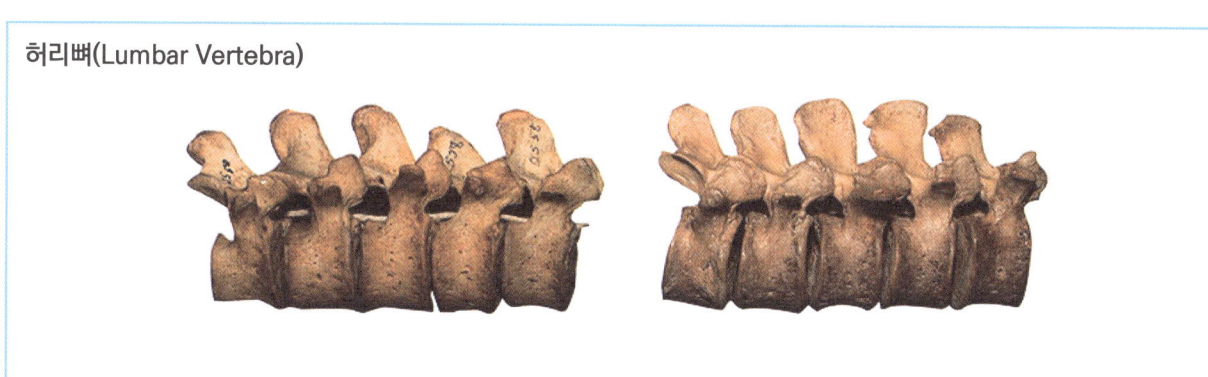

움직임의 단면 Planes of Movement

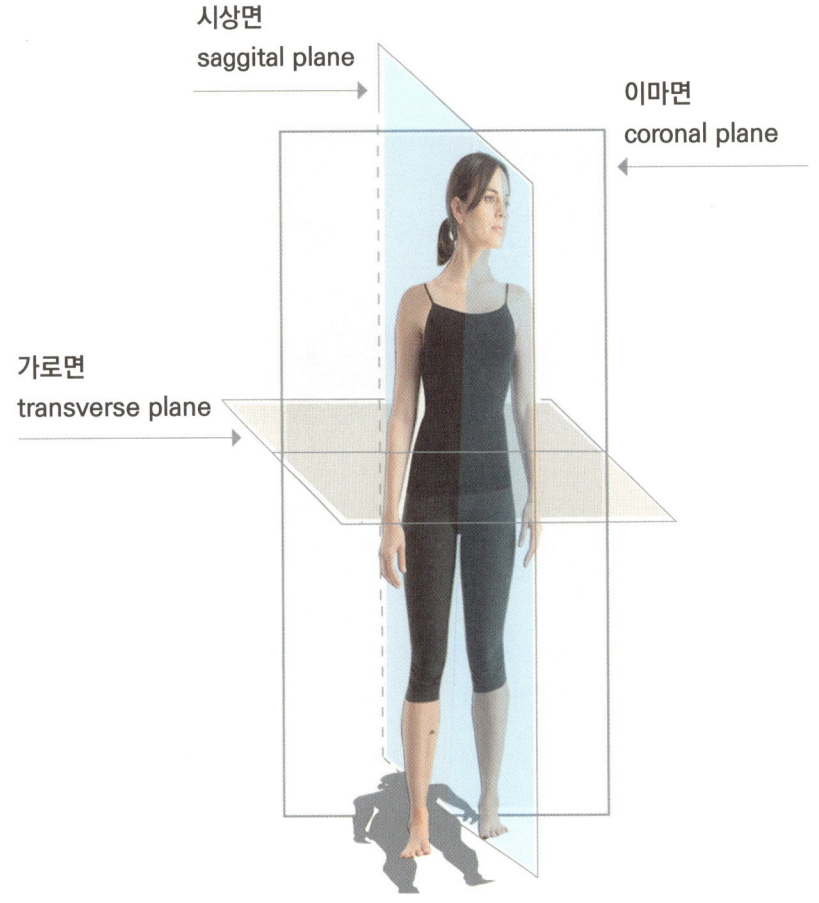

본 책의 목적이 해부학을 소개하는 것은 아니지만 움직임에 대한 설명 과정에서 실제로 어느 정도의 해부학적 묘사가 사용되고 있습니다. 관련 용어 사용에 생소하시다면 아래의 이미지가 도움이 될 것입니다. 예를 들어, "어깨가 굽힘(굴곡)되었습니다"라는 표현이 등장하면 이미지 내용을 참조해 어떤 의미가 전달되고 있는지 확인하실 수 있습니다.

"척골이탈"이나 "회내작용"과 같은 수준의 세부 움직임 묘사가 본 책에 불필요하기 때문에 제외되었습니다.

시상면(정중면): 굽힘(굴곡)과 폄(신전)
Saggital plane: Flexion and extension

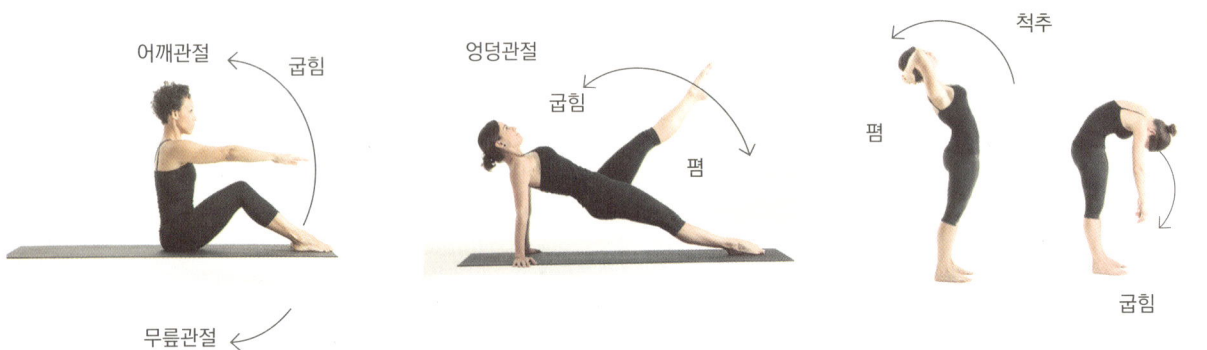

36

이마면(관상면): 모음(내전), 벌림(외전), 그리고 옆굽힘(측면 굴곡)
Coronal plane: adduction, abduction and lateral flexion

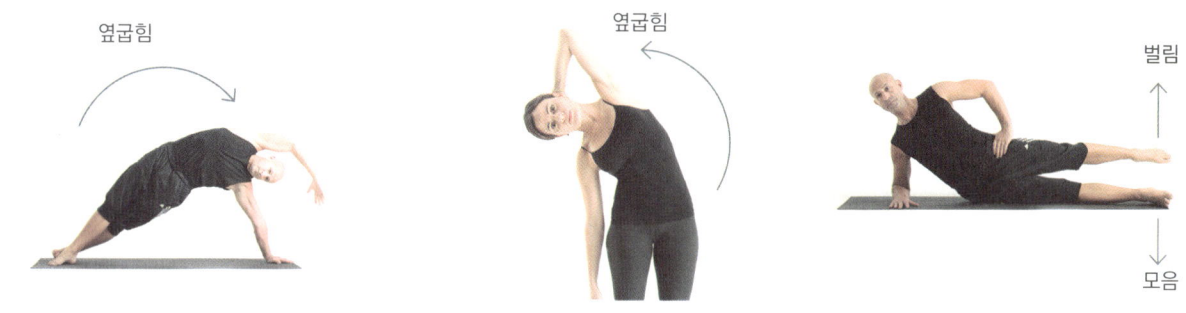

가로면(횡단면): 돌림(회전)
Transverse plane: rotation

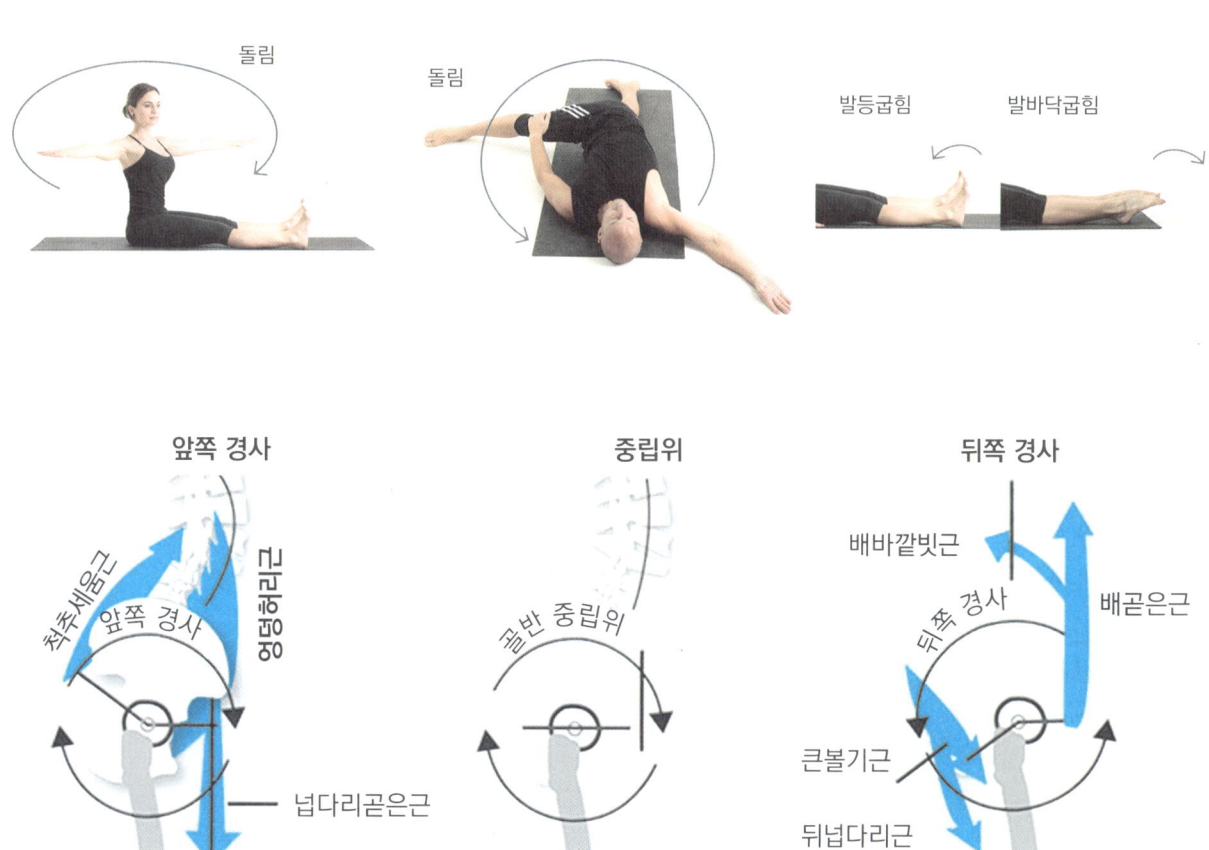

The Calves/Lower Leg/Foot
장딴지/종아리/발

Chapter 1
제1장

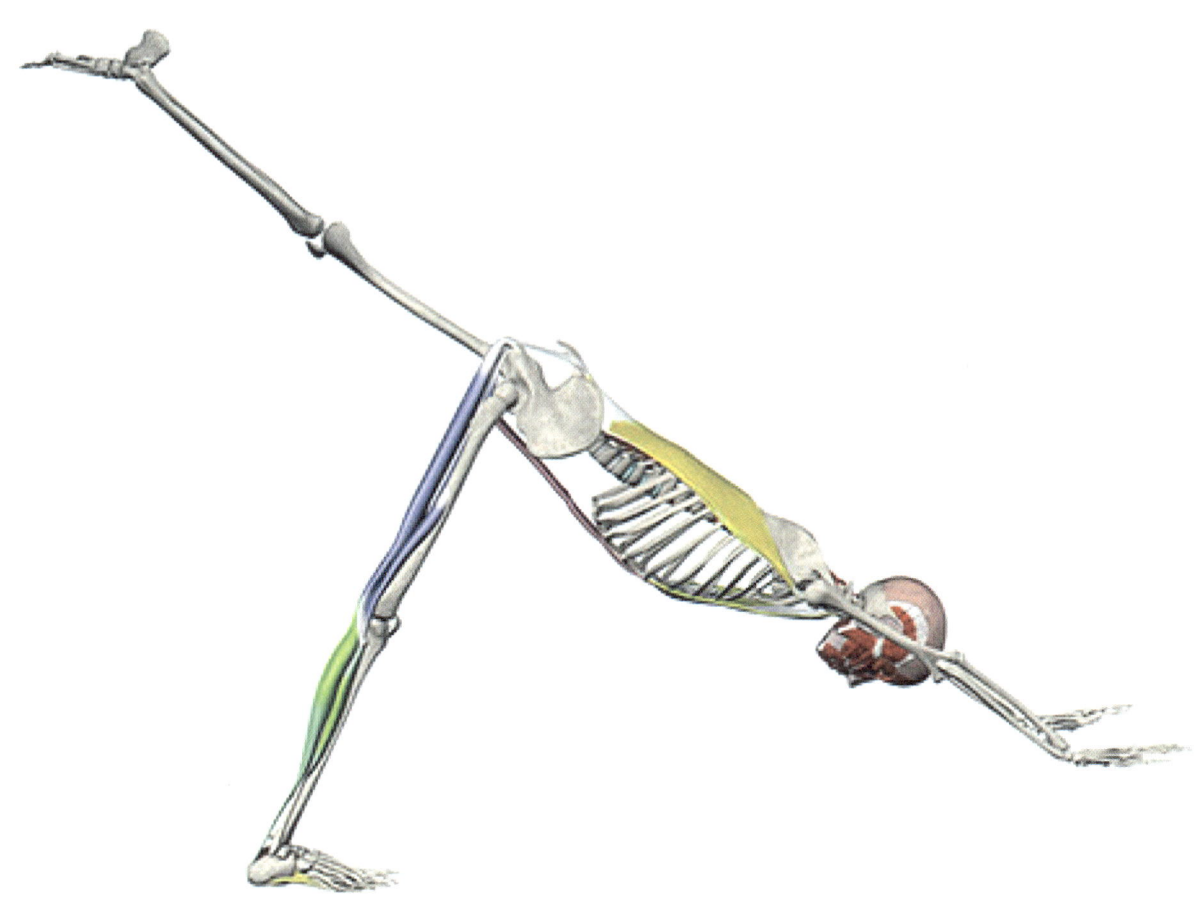

Chapter 1 Muscle Chart: Foot, Lower Leg & Knee

발(Foot)

Muscle	근육명		Toe Flexion 발가락 굽힘	Toe extension 발가락 폄	Toe adduction 발가락 모음	Toe abduction 발가락 벌림
Flexor digitorum brevis	짧은 발가락굽힘근	단지굴근	●			
Flexor hallacus brevis	짧은 엄지굽힘근	단무지굴근	●			
Flexor digiti minimi brevis	짧은 새끼굽힘근	단소지굴근	●			
Extensor digitorum brevis	짧은 발가락폄근	단지신근		●		
Extensor hallucis brevis	짧은 엄지폄근	단무지신근		●		
Abductor digiti minimi	새끼벌림근	소지외전근				●
Abductor hallucis	엄지벌림근	무지외전근				●
Adductor hallacis	엄지모음근	무지내전근			●	
Lumbricales	벌레근	충양근	●	●	●	
Plantar interosseus	발바닥쪽 뼈사이근	족저골간근	●		●	
Dorsal interosseus	등쪽 뼈사이근	배측골간근	●			●

종아리(Lower Leg)

Muscle	근육명		Ankle plantar flexion 발바닥 굽힘	Ankle dorsiflexion 발등굽힘	Foot eversion 가쪽번짐	Foot inversion 안쪽번짐	Toe flexion 발가락 굽힘	Toe extension 발가락 폄
Gastrocnemius	장딴지근	비복근	●					
Soleus	가자미근	가자미근	●					
Tibialis anterior	앞정강근	전경골근		●		●		
Tibialis posterior	뒤정강근	후경골근	●			●		
Peroneus longus	긴종아리근	장비골근	●		●			
Peroneus brevis	짧은종아리근	단비골근	●		●			
Peroneus tertius	셋째종아리근	제3비골근	●		●			
Flexor digitorum longus	긴발가락굽힘근	장지굴근	●			●	●	
Flexor hallucis longus	긴엄지굽힘근	장무지굴근	●			●	●	
Extensor digitorum longus	긴발가락폄근	장지신근		●	●			●
Extensor hallucis longus	긴엄지폄근	장무지신근		●		●		●

무릎(Knee)

Muscle	근육명		Flexion 굽힘	Extension 폄	Internal rotation 안쪽돌림	External rotation 가쪽돌림
Vastus medialis	안쪽넓은근	내측광근		●		
Vastus lateralis	가쪽넓은근	외측광근		●		
Vastus intermedius	중간넓은근	중간광근		●		
Rectus femoris	넙다리곧은근	대퇴직근		●		
Sartorius	넙다리빗근	봉공근	●			●
Semitendinosus	반힘줄모양근	반건양근	●		●	
Semimembranosus	반막모양근	반막양근	●		●	
Biceps femoris	넙다리두갈래근	대퇴이두근	●			●
Gracilis	두덩정강근	대퇴박근	●		●	
Popliteus	오금근	슬와근	●			
Gastrocnemius	장딴지근	비복근	●			

1 앉아서 발바닥 스트레칭 Seated Toe Extension

FLEXORS GROUP 굽힘근 그룹

스트레칭법: 이미지 A
- 발을 이미지처럼 움켜쥐고 발가락을 뒤로 젖혀 발등 쪽으로 구부려 주세요.

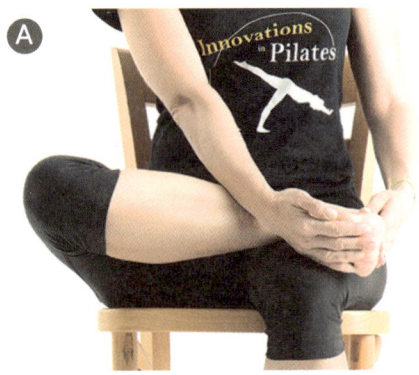

수축법: 이미지 B
- 발가락을 손 안쪽으로 눌러주세요.

재스트레칭법: 이미지 B
- 발가락을 더욱 뒤로 젖혀 구부려 주세요.
- 한 번에 발가락 하나씩 실시해 주세요.

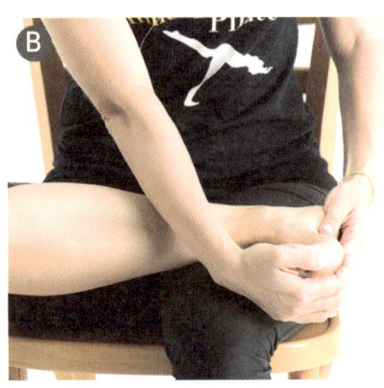

Major muscles stretched
주요 스트레칭 부위
- Intrinsic muscles of foot 발내재근

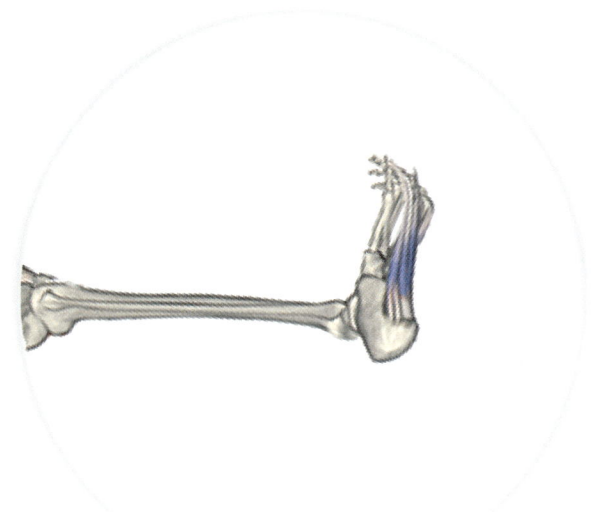

2 서서 장딴지 스트레칭 Standing Calf

FLEXORS GROUP 굽힘근 그룹

스트레칭법: 이미지 A
- 기구를 단단히 잡으세요.
- 다리 하나를 뒤로 크게 빼고 뒤쪽 발뒤꿈치를 바닥에 눌러 고정시키세요.
- 엉덩관절을 앞으로 기울여 바닥을 향하도록 하세요.

수축법: 이미지 A
- 뒤쪽 발 앞꿈치를 바닥에 눌러 고정시키세요.

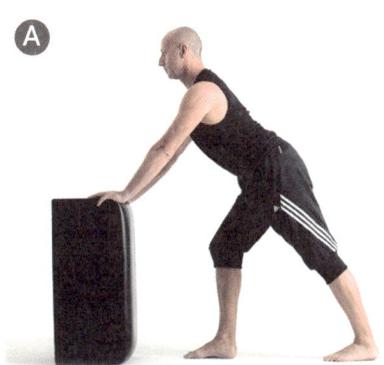

재스트레칭법: 이미지 B
- 지지 팔의 위치나 기구의 높이를 낮추고 엉덩관절을 바닥 쪽으로 기울이세요.
- 지지 다리를 들어 올려 하중이 스트레칭하려는 다리에만 실리게 해 주세요.

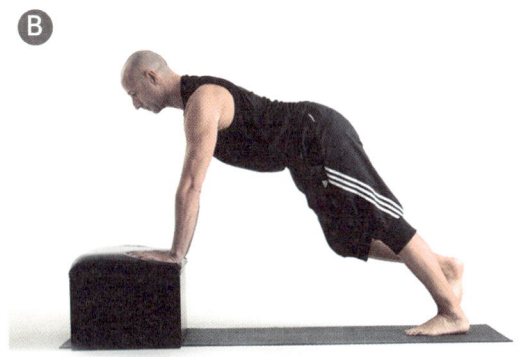

변형 - 이미지 C
- 다리를 안쪽으로 돌려(내회전) 스트레칭 감각에 변화를 주세요.
- 다리를 바깥으로 돌려(측회전) 스트레칭 감각에 변화를 주세요 (이미지없음).

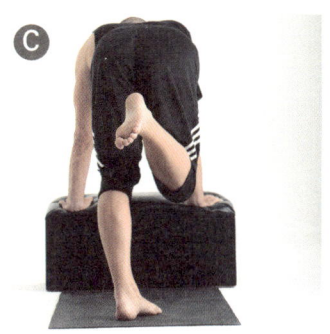

이미지 D
- 스트레칭 중인 다리를 구부려 가자미근을 강화시켜 주세요.

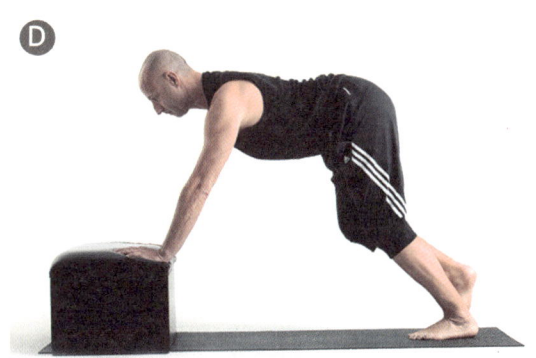

Major muscles stretched
주요 스트레칭 부위
- Soleus 가자미근
- Gastrocnemius 장딴지근

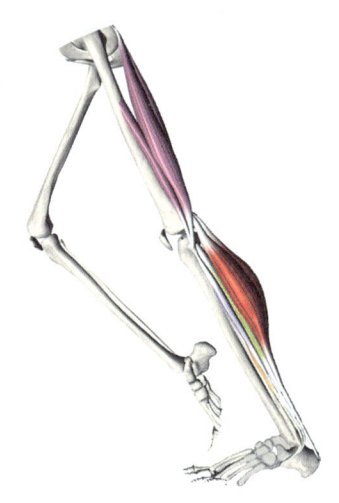

43

3 누워서 스트랩을 활용한 장딴지 스트레칭
Lying Calf with Strap

FLEXORS GROUP 굽힘근 그룹

스트레칭법: 이미지 A
- 스트랩을 발앞꿈치에 두르고 긴장 수위까지 아래로 잡아당겨 주세요.

수축법: 이미지 A
- 발로 스트랩을 위로 밀어 주세요.

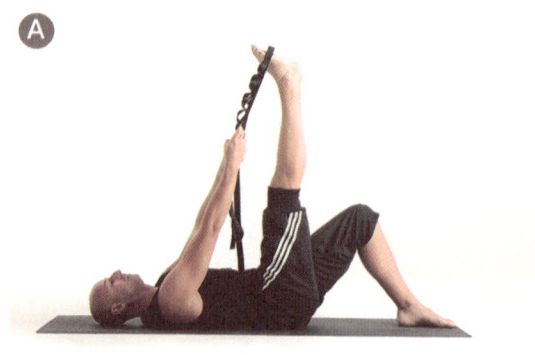

재스트레칭법: 이미지 B
- 스트랩을 잡아당겨 또 다른 긴장 수위까지 재스트레칭해 주세요.

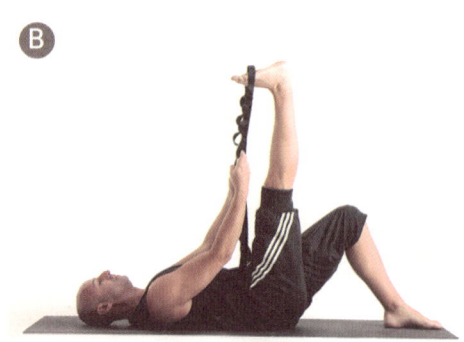

Major muscles stretched
주요 스트레칭 부위
- Soleus 가자미근
- Gastrocnemius 장딴지근

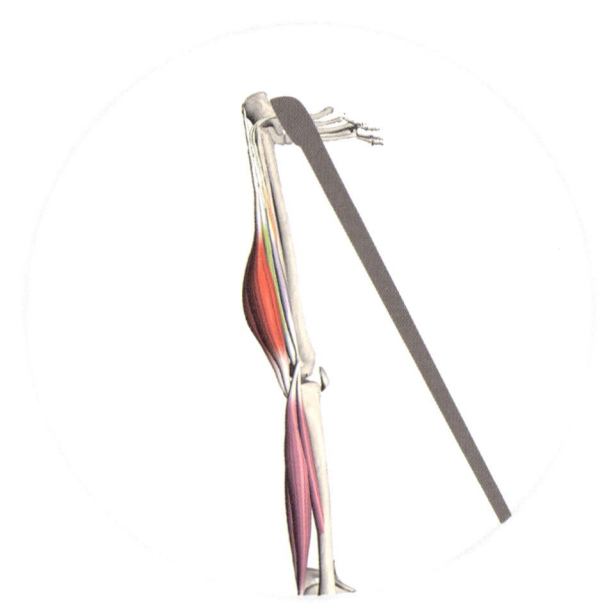

4 한 다리 강아지 자세 One Leg Dog Pose

FLEXORS GROUP 굽힘근 그룹

스트레칭법: 이미지 A
- 지지 자세를 갖추거나 기구를 단단히 잡으세요.
- 한쪽 다리에 체중을 실으세요.
- 체중을 실은 다리를 곧게 펴세요.
- 엉덩관절과 척추 하부 사이를 구부려 주세요.
- 가슴을 들어 척추를 곧게 유지해 주세요.
- 척추와 팔은 일렬로 맞춰 주세요.

수축법: 이미지 A
- 나머지 발의 앞꿈치를 바닥에 눌러 고정해 주세요.

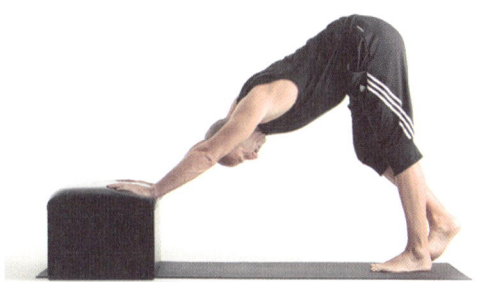

재스트레칭법: 이미지 B
- 양손으로 바닥을 짚어 주세요.
- 척추와 팔을 일렬로 맞춰 주세요.
- 체중을 실은 다리를 곧게 유지해 주세요.

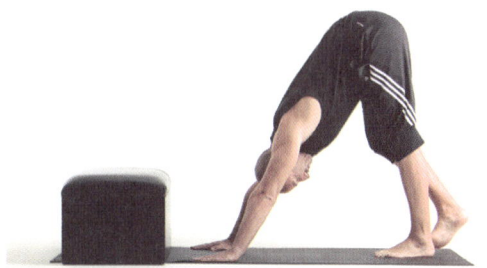

상급 변형 1: 이미지 C
- 나머지 다리를 서서히 들어 올려 주세요.
- 척추와 일렬로 맞춰 주세요.
- 파트너는 들어 올린 다리의 허벅지를 받쳐 주세요.

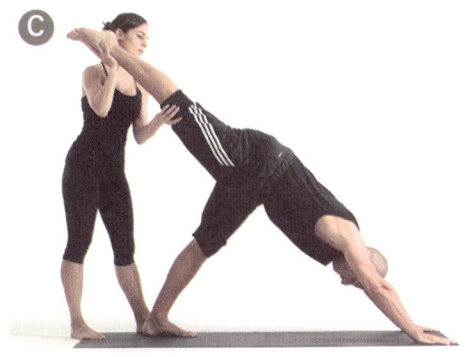

수축법
- 들어 올린 다리의 허벅지를 파트너 쪽으로 내려 눌러 주세요.

재스트레칭법
- 허벅지를 더 높이 들어 올려 주세요.

Major muscles stretched 주요 스트레칭 부위
Soleus 가자미근
- Hamstrings 뒤넙다리근
- Gastrocnemius 장딴지근
Adductor magnus 큰모음근
Gluteus Maximus 큰볼기근

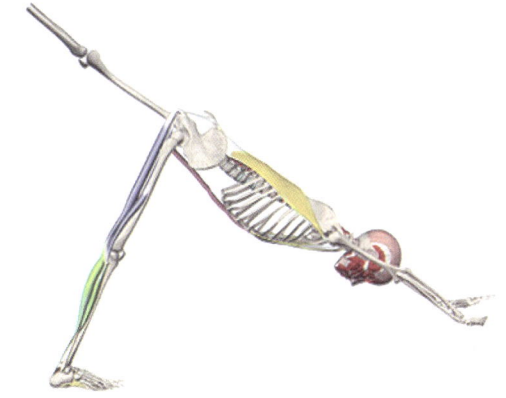

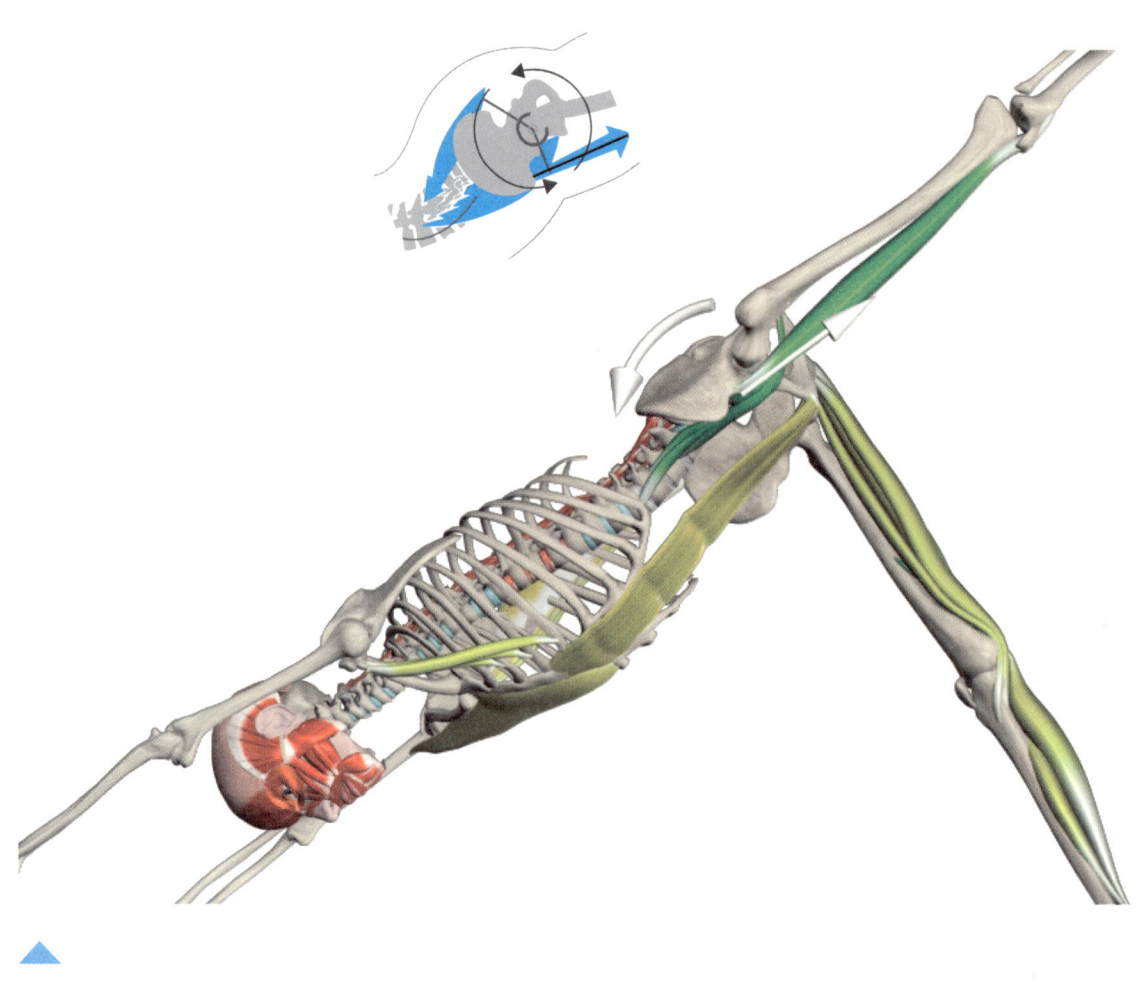

다리가 들어 올려질 때 넙다리곧은근과 엉덩허리근이 서서히 스트레칭되며 골반의
전면부에 붙어 있는 위치 특성상 당기는 힘은 앞쪽으로 작용하게 됩니다. (화살표 참조)

결과적으로 체중을 실은 다리의
스트레칭 효과는 더욱 강렬해집니다.

5 한 다리 강아지 자세 응용 One Leg Dog Pose Variation

ADVANCED VARIATION 2
상급 변형 2

스트레칭법: 이미지 A
- 파트너는 들어 올린 다리의 허벅지를 받치고 발이 엉덩이 쪽으로 향하게 무릎을 구부려 주세요.

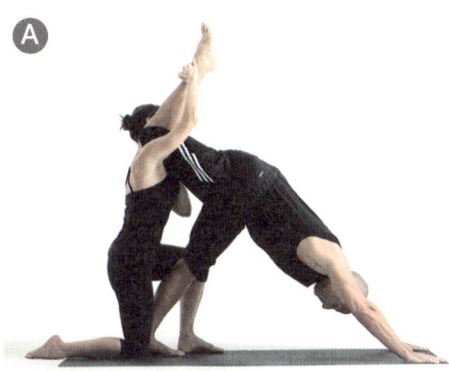

수축법: 이미지 A
- 들어 올린 다리의 허벅지를 파트너 쪽으로 내려 눌러 주세요.
- 들어 올린 다리의 발을 파트너의 손 쪽으로 밀어 주세요.

재스트레칭법: 이미지 B
- 허벅지를 들어 올리고 발을 엉덩이 쪽으로 눌러 주세요.

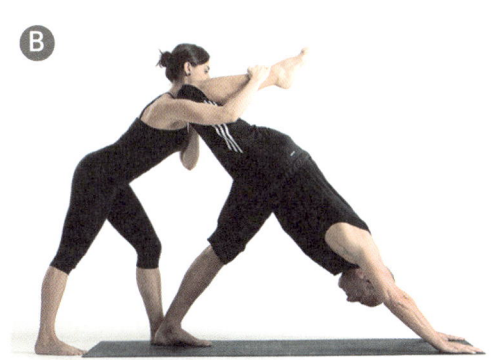

Major muscles stretched
주요 스트레칭 부위
- Hamstrings 뒤넙다리근
- Quadriceps 넙다리네갈래근
- Hip flexors 엉덩관절굽힘근
- Calves 종아리
  Tibialis anterior 앞정강근

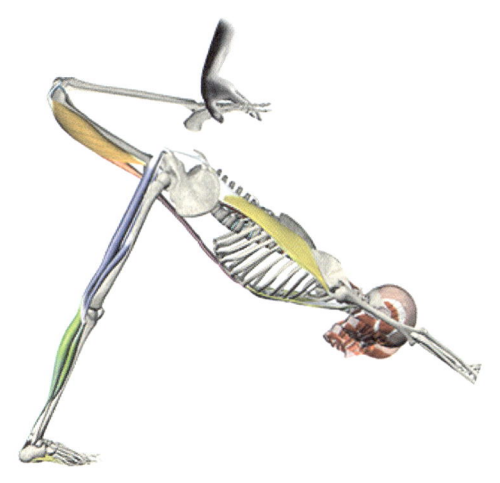

무릎을 구부릴 때 넙다리곧은근이 점차 스트레칭되며 골반에 붙어 있는 위치 특성상 골반을 앞쪽 방향으로 당겨 주게 됩니다.

▼

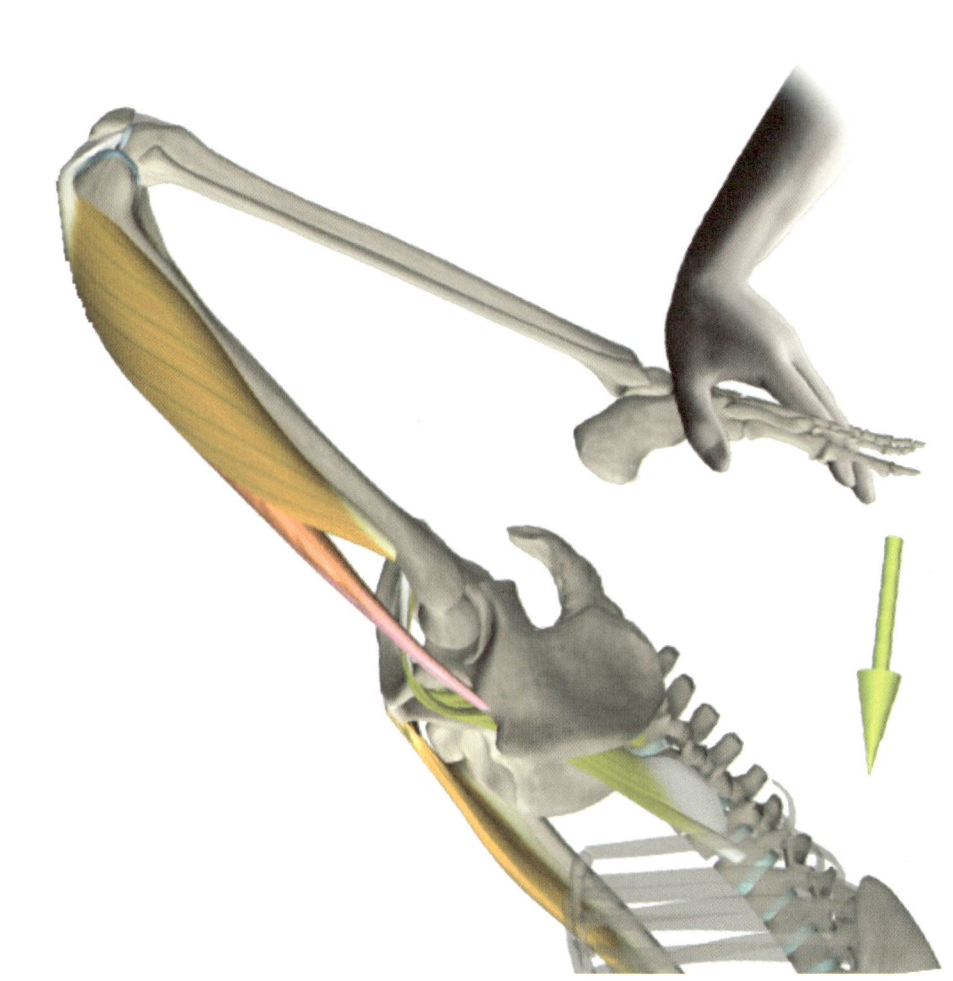

결과적으로 체중을 버티는 다리의 스트레칭은 더욱 강화됩니다. 또한 무릎이 더욱 구부러질수록 넙다리네갈래근의 스트레칭 효과 역시 더욱 커집니다.

6 발가락 구부리기 Toe Flexion

EXTENSORS AND DORSIFLEXORS
폄근과 발등굽힘근

스트레칭법: 이미지 A

- 이미지처럼 발목과 발을 움켜쥐세요.
- 발목을 편안히 해 주세요.
- 발가락과 앞꿈치를 안쪽으로 눌러 주세요.

수축법: 이미지 A

- 손으로 발가락을 밀어 올려 주세요.

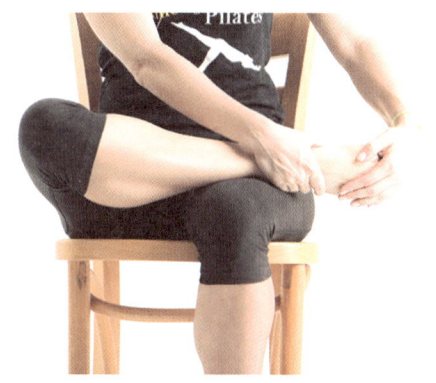

Major muscles stretched
주요 스트레칭 부위

- Tibialis anterior 앞정강근
  Extensor hallucis 엄지폄근
- Extensor digitorum 발가락폄근

재스트레칭법: 이미지 B

- 발가락을 발바닥 안쪽으로 더욱 구부려 주세요.
- 한 번에 발가락 하나씩 실시해 주세요.

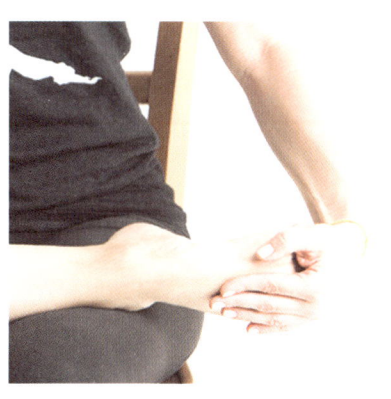

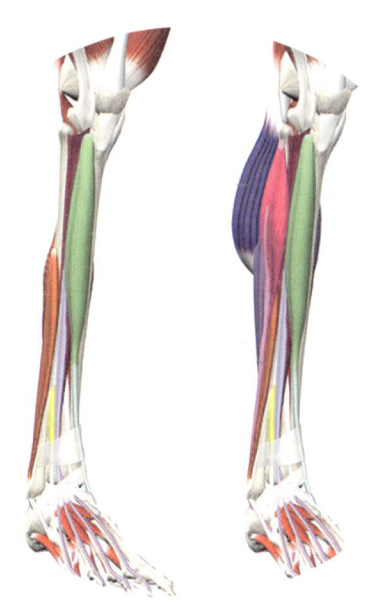

7 앉아서 앞정강근 스트레칭 Seated Tibialis Anterior

EXTENSORS AND DORSIFLEXORS
폄근과 발등굽힘근

스트레칭법: 이미지 A
- 발을 이미지처럼 움켜쥐고 안쪽으로 구부려 주세요.

수축법: 이미지 A
- 손으로 발을 밀어 올려 주세요.

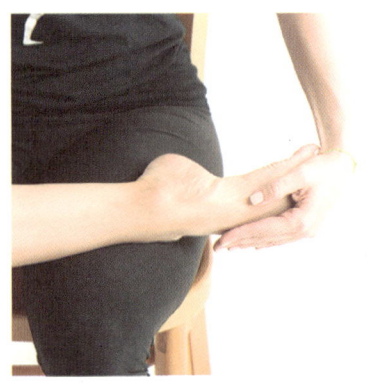

재스트레칭법: 이미지 B
- 발과 발가락을 안쪽으로 더욱 구부려 주세요.
- 한 번에 발가락 하나씩 실시해 주세요.

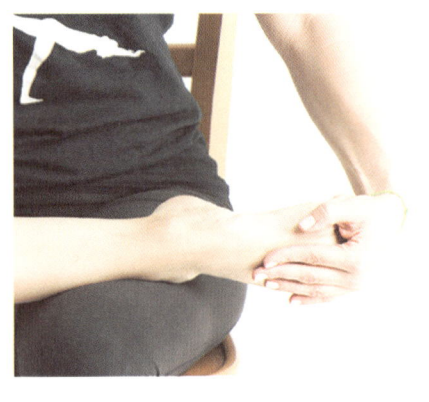

Major muscles stretched
주요 스트레칭 부위

- Tibialis anterior 앞정강근
  Extensor hallicus 엄지폄근
- Extensor digitorum 발가락폄근

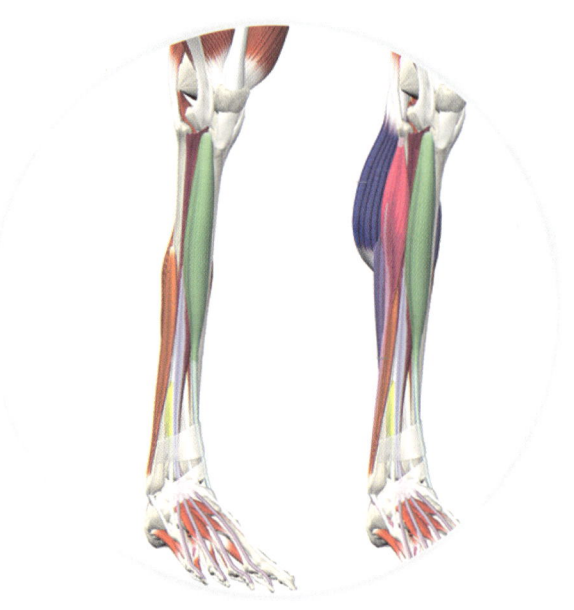

8 바닥에서 앞정강근 스트레칭 Floor Tibialis Anterior

EXTENSORS AND DORSIFLEXORS
펌근과 발등굽힘근

스트레칭법: 이미지 A
- 이미지처럼 발을 깔고 앉아 주세요.

수축법: 이미지 A
- 발등을 바닥 쪽으로 눌러 주세요.

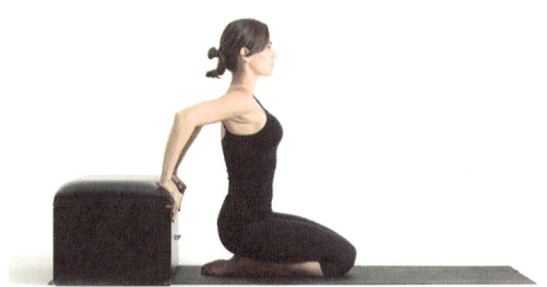

재스트레칭법: 이미지 B
- 골반을 뒤로 말아 주세요.

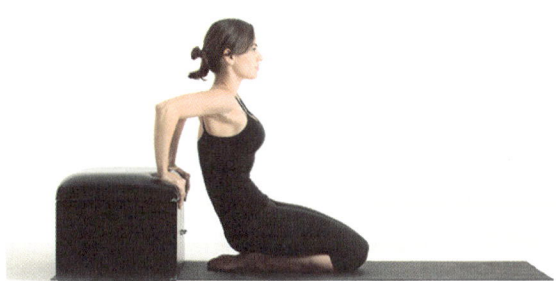

이미지 C
- 한쪽 다리에 중점을 두세요.
- 무릎을 들어 올려 바닥과 떨어뜨리세요.

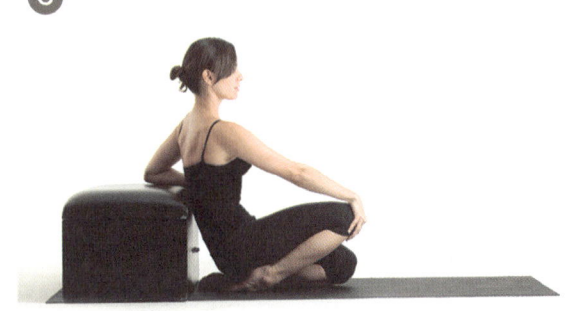

Major muscles stretched
주요 스트레칭 부위

- Tibialis anterior 앞정강근
  Extensor hallicus 엄지폄근
- Extensor digitorum 발가락폄근

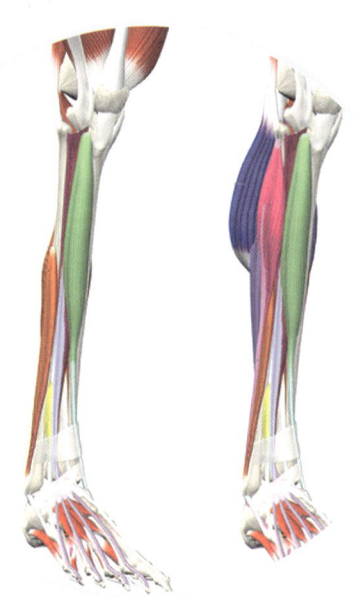

9 앉아서 안쪽번짐 스트레칭 Seated Inversion

스트레칭법: 이미지 A
- 이미지처럼 발을 움켜쥐세요.
- 발바닥을 안쪽으로 돌려 주세요.

수축법: 이미지 A
- 스트레칭 이전 위치 쪽으로 발을 다시 밀어 주세요.

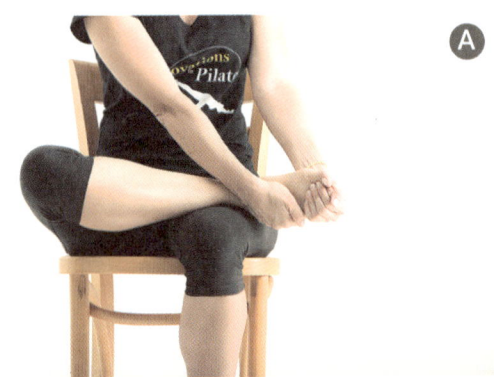

재스트레칭법: 이미지 B
- 발바닥을 더욱 안쪽으로 돌려 주세요.

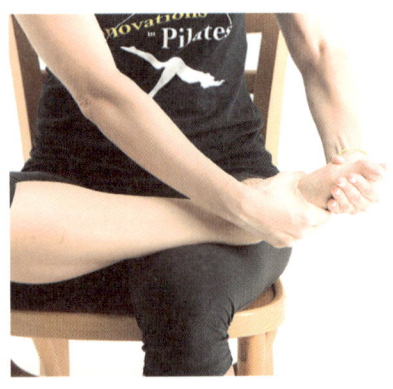

Major muscles stretched
주요 스트레칭 부위
- Peroneus longus 긴 종아리근
- Peroneus brevis 짧은 종아리근
- Peroneus tertius 셋째 종아리근

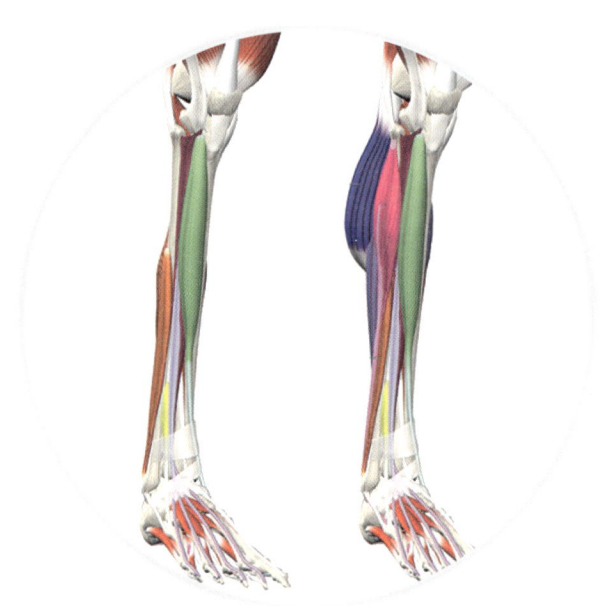

10 스트랩을 활용한 안쪽번짐 스트레칭 Inversion with Strap

스트레칭법: 이미지 A
- 스트랩을 발앞꿈치에 두르고 발을 부드럽게 안쪽으로 돌려 주세요.

수축법: 이미지 A
- 발바닥을 천장 쪽으로 밀어 주세요.

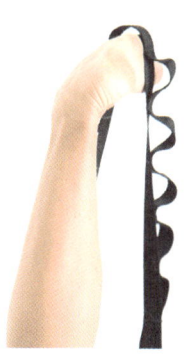

재스트레칭법: 이미지 B
- 스트랩을 또 다른 긴장 수위까지 당겨 주세요.

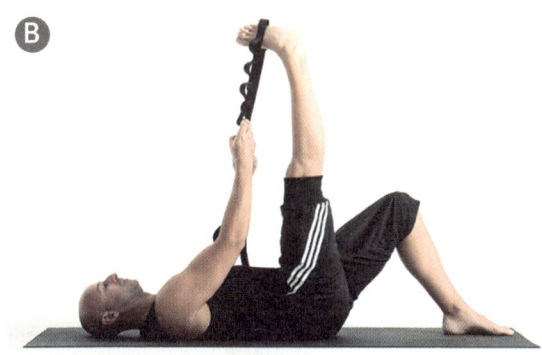

Major muscles stretched
주요 스트레칭 부위
- Peroneus longus 긴 종아리근
- Peroneus brevis 짧은 종아리근
- Peroneus tertius 셋째 종아리근

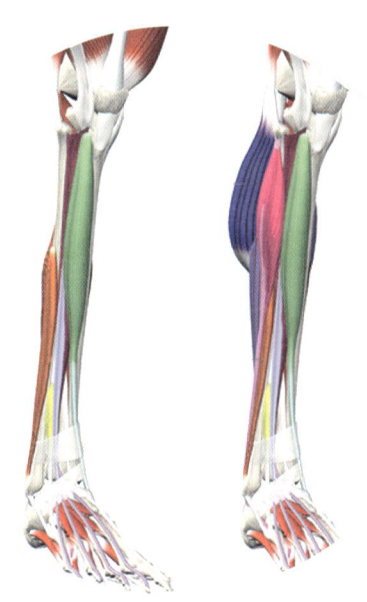

11 앉아서 가쪽번짐 스트레칭 Seated Eversion

스트레칭법: 이미지 A
- 이미지처럼 발을 움켜쥐고 발바닥을 발 중심부 바깥쪽으로 돌려 주세요.

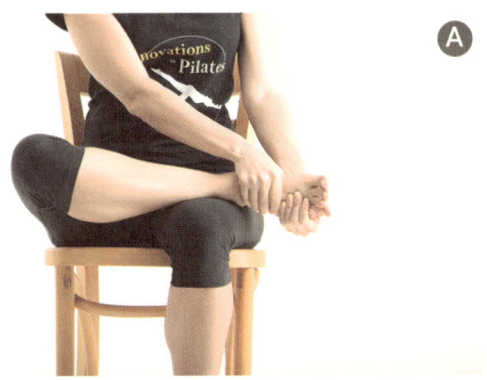

수축법: 이미지 B
- 발바닥을 발 중심부 쪽으로 다시 눌러 주세요.

재스트레칭법: 이미지 B
- 발바닥을 발 중심부 혹은 원래 위치에서 바깥쪽으로 더욱 비틀어 주세요.

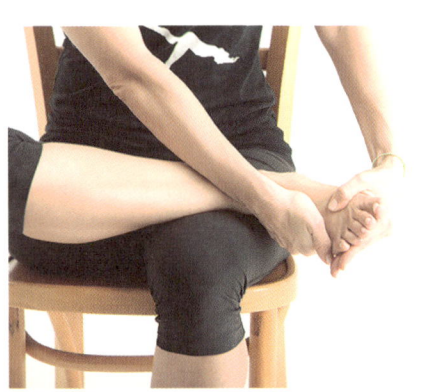

Major muscles stretched
주요 스트레칭 부위
- Tibialis posterior 뒤정강근
  Flexor digitorum longus 긴발가락굽힘근
- Flexor hallucis longus 긴엄지굽힘근

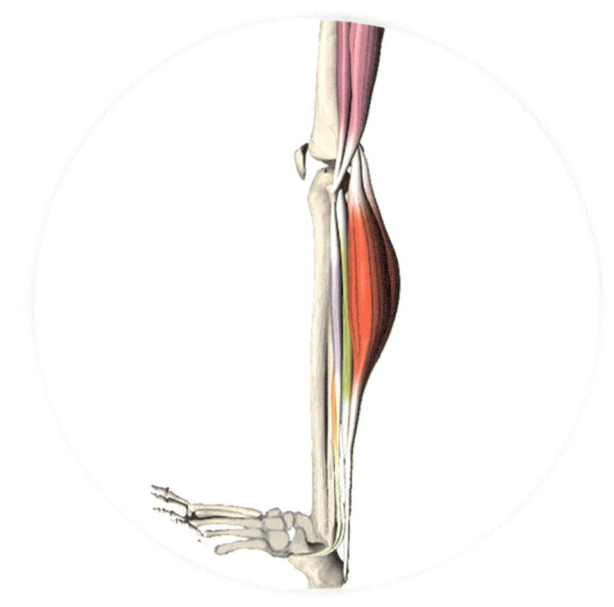

12 스트랩을 활용한 가쪽번짐 스트레칭 Eversion with Strap

스트레칭법: 이미지 A
- 스트랩을 발앞꿈치에 두르고 한쪽으로 당겨 발바닥을 발 중심부 바깥쪽으로 돌려 주세요.

수축법: 이미지 A
- 발바닥을 발 중심부 쪽으로 다시 밀어 주세요.

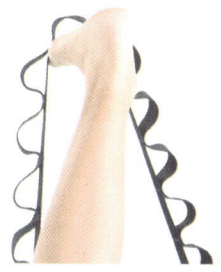

재스트레칭법: 이미지 B
- 스트랩을 당겨 발바닥을 발 중심부 바깥으로 더 돌려 주세요.

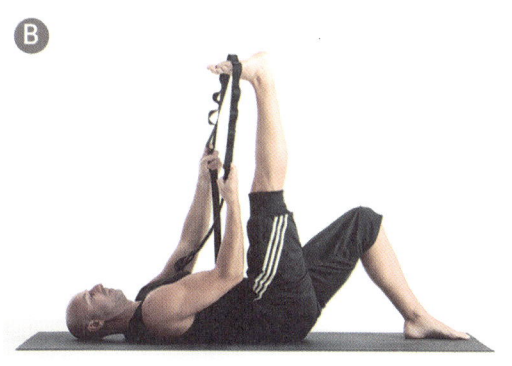

Major muscles stretched
주요 스트레칭 부위
- Tibialis posterior 뒤정강근
  Flexor digitorum longus 긴발가락굽힘근
- Flexor hallucis longus 긴엄지굽힘근

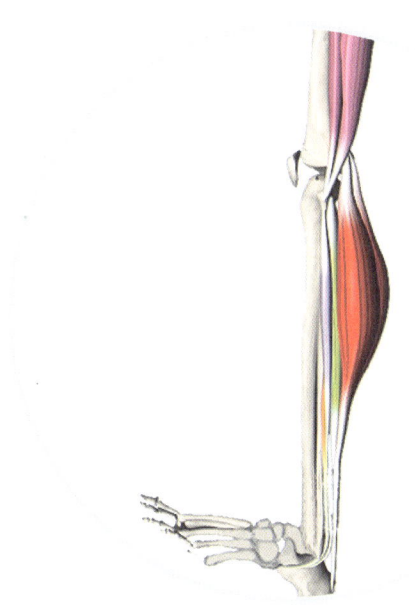

Hamstrings 뒤넙다리근
Chapter 2
제2장

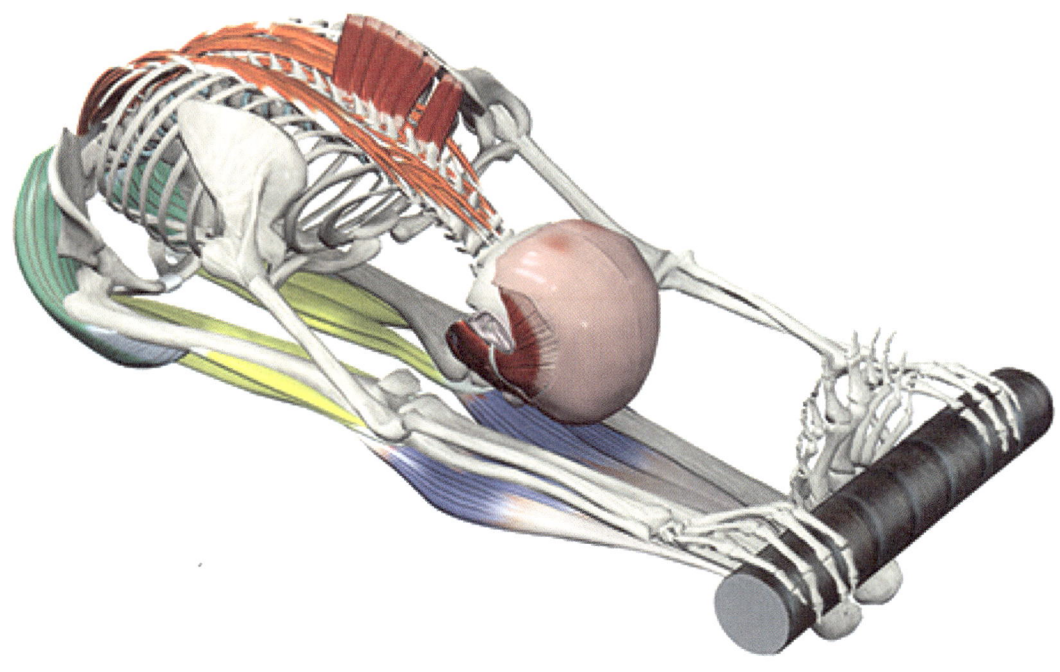

Chapter 2 Muscle Chart: Hip & Knee

엉덩관절(Hip)

Muscle	근육명		Flexion 굽힘	Extension 폄	adduction 모음	abduction 벌림	Internal rotation 안쪽돌림	External rotation 가쪽돌림
Gluteus maximus	큰볼기근	대둔근		●				●
Gluteus medius	중간볼기근	중둔근	●	●		●	●	●
Gluteus minimus	작은볼기근	소둔근	●	●		●	●	●
Tensor fascia lata	넙다리근막긴장근	대퇴근막장근	●			●	●	
Psoas major	큰허리근	대요근	●					●
Iliacus	엉덩근	장골근	●					●
Rectus femoris	넙다리곧은근	대퇴직근	●			●		
Sartorius	넙다리빗근	봉공근	●			●		●
Pectineus	두덩근	치골근	●		●			●
Adductor magnus	큰모음근	대내전근		●	●			●
Adductor longus	긴모음근	장내전근	●		●			●
Adductor brevis	짧은모음근	단내전근	●		●			●
Gracilis	두덩정강근	대퇴박근	●		●			●
Piriformis	궁둥구멍근	이상근				●		●
Gemellus superior	위쌍동이근	상쌍지근				●		●
Gemellus inferior	아래쌍동이근	하쌍지근				●		●
Obturator internus	속폐쇄근	내폐쇄근				●		●
Obturator externus	바깥폐쇄근	외폐쇄근						●
Quadratus femoris	넙다리네갈래근	대퇴방형근			●		●	●
Semitendinosus	반힘줄모양근	반건양근		●			●	
Semimembranosus	반막모양근	반막양근		●			●	
Biceps femoris	넙다리두갈래근	대퇴이두근		●				●

무릎(Knee)

Muscle	근육명		Flexion 굽힘	Extension 폄	Internal rotation 안쪽돌림	External rotation 가쪽돌림
Vastus medialis	안쪽넓은근	내측광근		●		
Vastus lateralis	가쪽넓은근	외측광근		●		
Vastus intermedius	중간넓은근	중간광근		●		
Rectus femoris	넙다리곧은근	대퇴직근		●		
Sartorius	넙다리빗근	봉공근	●			●
Semitendinosus	반힘줄모양근	반건양근	●		●	
Semimembranosus	반막모양근	반막양근	●		●	
Biceps femoris	넙다리두갈래근	대퇴이두근	●			●
Gracilis	두덩정강근	대퇴박근	●		●	
Popliteus	오금근	슬와근	●			
Gastrocnemius	장딴지근	비복근	●			

13 폼 롤러를 활용한 뒤넙다리근 스트레칭
Foam Roller Hamstring

스트레칭법: 이미지 A
- 이미지처럼 앉아 가슴을 허벅지 쪽으로 당겨 주세요.
- 가슴과 허벅지의 밀착을 유지한 상태로 천천히 다리를 곧게 뻗어 주세요.

수축법: 이미지 A
- 발목 또는 발을 롤러 쪽으로 밀어 주세요.

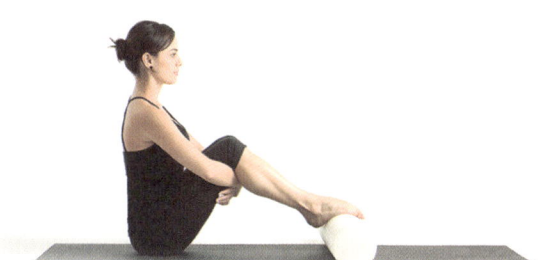

재스트레칭법: 이미지 B
- 가슴을 다리에 밀착시킨 채 다리를 더욱 곧게 뻗어 주세요.

강화법: 이미지 B
- 발가락을 더욱 뒤로 구부려 주세요.
- 가슴을 들어 올려 척추를 곧게 펴 주세요.

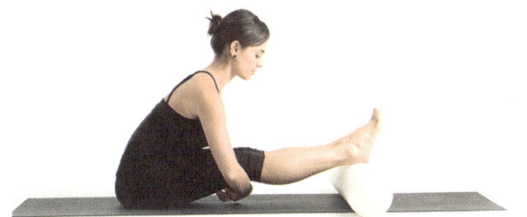

척추운동: 이미지 C
- 가슴을 다리 가까이 당기고, 등이 구부러질 수 있도록 해 주세요.

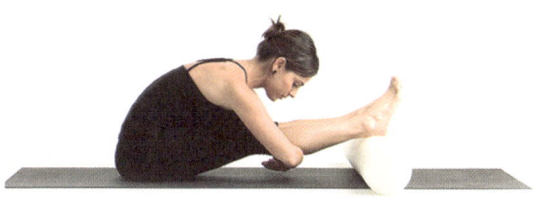

Major muscles stretched
주요 스트레칭 부위

- Erector spinae 척추세움근
- Hamstrings 뒤넙다리근
- Calves 종아리
  Adductor magnus 큰모음근
- Gluteus maximus 큰볼기근

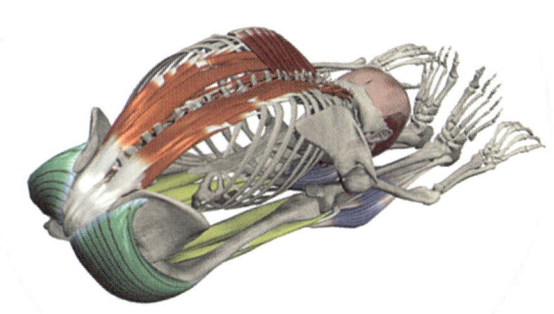

14 뒤넙다리근과 볼기근 느껴 보기 Hamstring Glute Exploration

스트레칭법: 이미지 A, B, C, D
- 허리를 구부려 상체를 천천히 바닥 쪽으로 접어 떨어뜨려 주세요.
- 머리 역시 함께 떨어뜨려 주세요.
- 몸을 한쪽으로 천천히 돌리고 반대 방향 무릎을 구부려 주세요. 예로, 손과 팔은 오른쪽 다리 쪽에 두고 왼쪽 무릎을 구부리시면 됩니다. 반대쪽으로도 반복해 주세요.

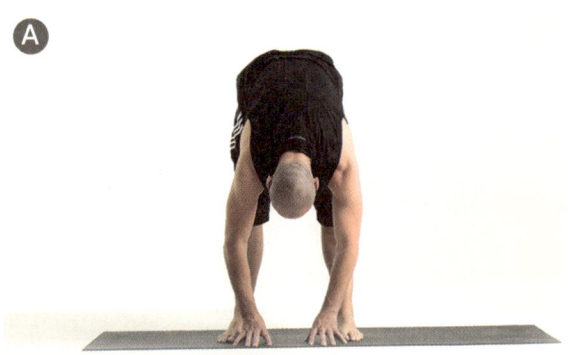

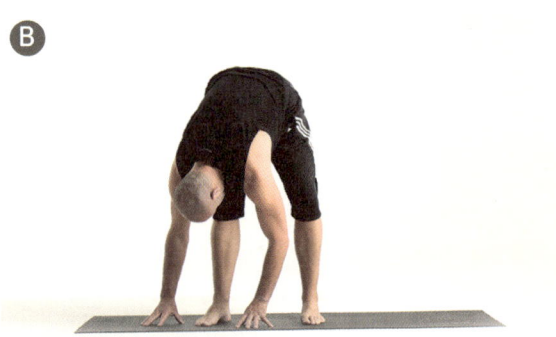

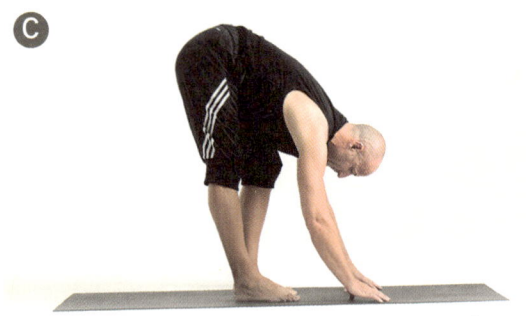

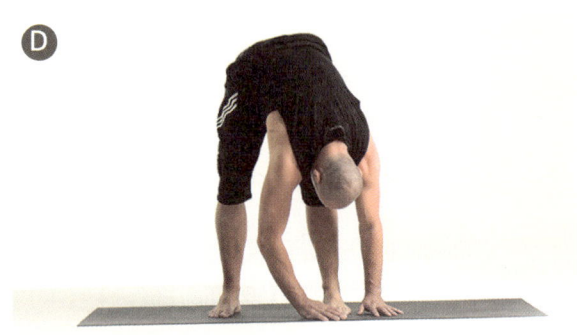

수축법: 이미지 E
- 양 발목을 움켜쥐고, 척추를 곧게 펼치는 것처럼 등을 아치로 만들어 주세요. 다섯 번의 호흡 간 자세를 유지해 주세요.

재스트레칭법: 이미지 E
- 척추를 곧게 유지하고 가슴을 다리 사이로 당겨 주세요. 열 번의 호흡간 자세를 유지해 주세요.

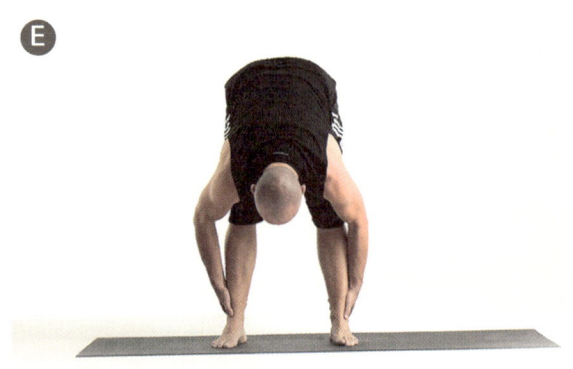

- Erector spinae 척추세움근
- Hamstrings 뒤넙다리근
- Calves 종아리
- Gluteus 볼기근
  Adductor magnus 큰모음근

Major muscles stretched 주요 스트레칭 부위

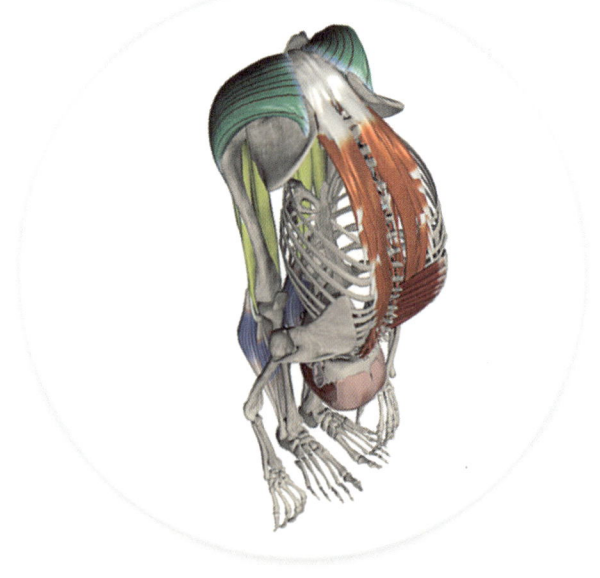

15 파트너와 함께 뒤넙다리근 볼기근 스트레칭
Hamstring Glute Partner

스트레칭법: 이미지 A
- 이미지처럼 눕고 파트너는 팔을 곧게 뻗어 움직임과 지지를 보조해 주세요.
- 다리 한쪽을 가슴이나 겨드랑이 쪽으로 당기고 손으로 깍지를 끼워 뒤넙다리근에 걸어 주세요.
- 파트너가 몸을 기울여 여러분의 무릎 관절의 각을 벌릴 수 있도록 해 주세요.
- 허벅지가 가슴 쪽에서 멀어지지 않게 해 주세요.

수축법: 이미지 B
- 허벅지를 가슴 반대쪽으로 밀어내면서 발뒤꿈치를 엉덩이 쪽으로 눌러 주세요.

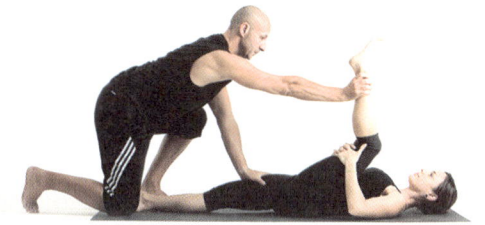

Major muscles stretched
주요 스트레칭 부위
- Gluteus maximus 큰볼기근
- Hamstrings 뒤넙다리근
  Adductor magnus 큰모음근
- Rectus femoris 넙다리곧은근
- TFL 넙다리근막긴장근
- Iliopsoas 엉덩허리근

재스트레칭법: 이미지 B
- 허벅지를 최대한 가슴 또는 겨드랑이 쪽으로 당기고 무릎 관절의 각을 열어 주세요.

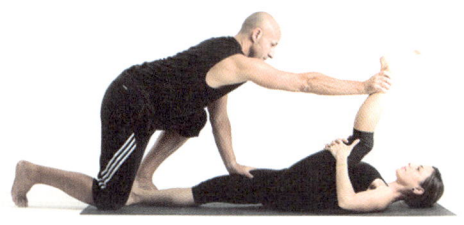

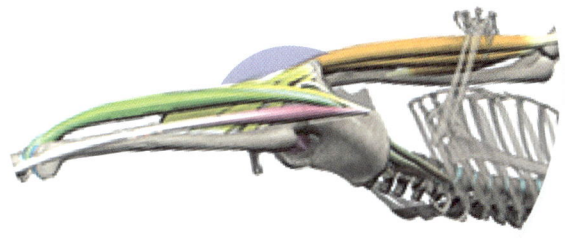

16 누워서 다리 안쪽과 가쪽 스트레칭
Lying Medial and Lateral

스트레칭법: 이미지 A
- 발을 스트랩 중간에 끼우고 다리를 긴장 수위까지 들어 올려 주세요.
- 엉덩관절 양쪽을 바닥에 붙이고 다리를 몸의 정중선 부근이나 너머까지 뻗어 넙다리두갈래근을 스트레칭해 주세요.
- 무릎을 곧게 뻗어 주세요.

수축법: 이미지 A
- 다리를 몸의 정중선 바깥으로 뻗어 주세요.

재스트레칭법: 이미지 A
- 다리를 몸의 정중선 너머로 더 뻗어 주세요. 궁둥구멍근 강화를 위해서는 어깨 쪽으로 뻗어 주세요. (엉덩관절 굽힘 증대)

수축법: 이미지 B
- 다리를 다시 몸의 정중선 쪽으로 뻗어 주세요.

재스트레칭법: 이미지 C
- 다리를 몸의 정중선 바깥으로 더 뻗어 주세요.
- 필요시에는 균형 유지를 위해 반대편 무릎을 구부려 주세요.

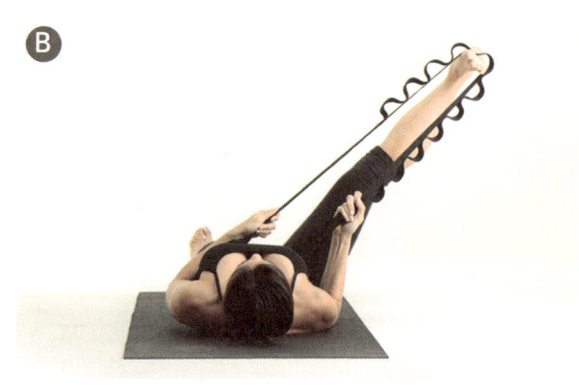

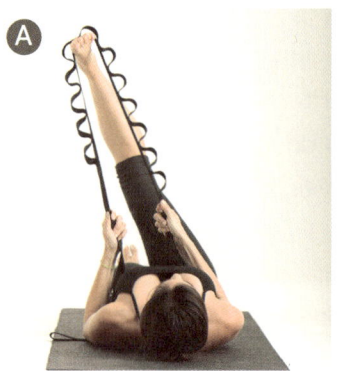

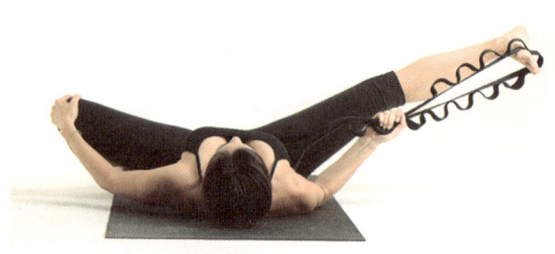

- Biceps Femoris 넙다리두갈래근
- Piriformis 궁둥구멍근

Major muscles stretched
주요 스트레칭 부위

- Adductor magnus 큰모음근
- Adductors longus 긴모음근
- Gracilis 두덩정강근
- Pectineus 두덩근

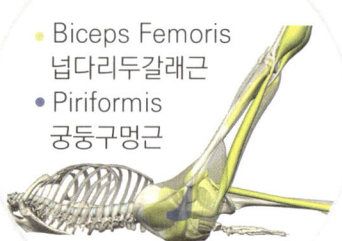

MEDIAL HAMSTRINGS/ADDUCTORS
스트레칭법: 이미지 B
- 다리를 긴장 수위까지 가슴 쪽으로 뻗어 주세요.
- 다리를 몸의 정중선 바깥으로 뻗어 안쪽 넙다리근과 모음근을 스트레칭해 주세요.
- 양쪽 엉덩관절은 바닥에 붙여 주세요.

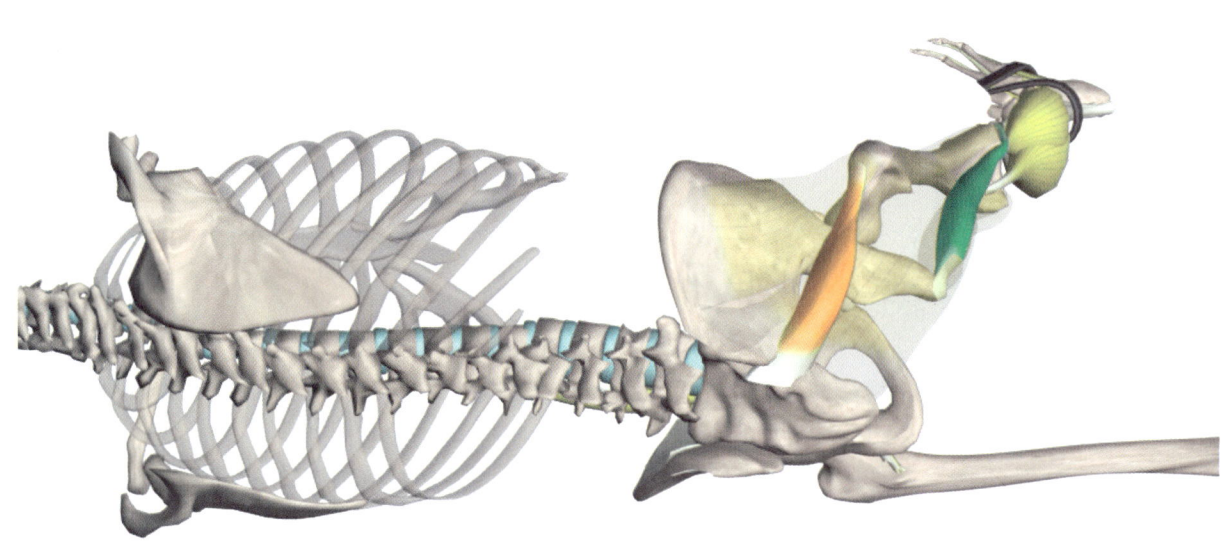

바닥 아래에서 바라본 "웜뷰"는 궁둥구멍근과 넙다리두갈래근의 긴 상부를 자세히 보여주고 있습니다. 몸을 가로질러 다리를 뻗게 되면 이 두 근육이 스트레칭된다는 점을 확인하실 수 있습니다.

17 다리 뻗고 누워서 뒤넙다리근 스트레칭
Lying Straight Leg Hamstring

스트레칭법: 이미지 A
- 스트랩을 발에 두르고 긴장 수위까지 다리를 당기세요.
- 무릎을 곧게 펴 주세요.

수축법: 이미지 A
- 다리 전체를 바닥 쪽으로 밀어 눌러 주세요.

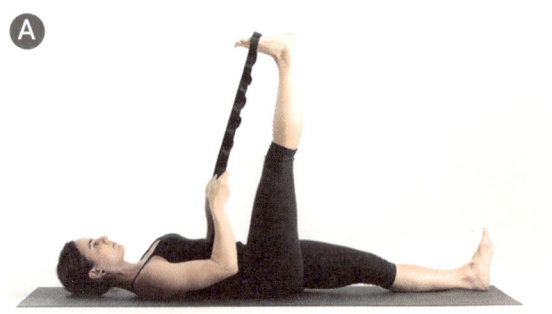

재스트레칭법: 이미지 B
- 넙다리네갈래근을 수축시키고 다리를 가슴 쪽으로 당겨 주세요.

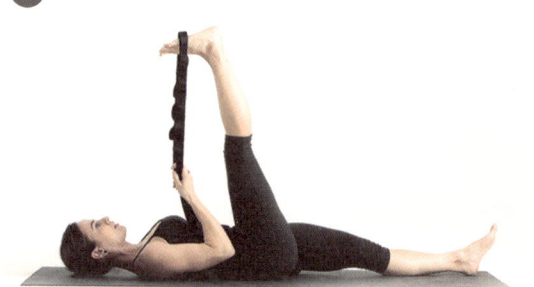

파트너 보조: 이미지 C
- 파트너는 자세를 고정하고 팔을 곧게 펴 주세요.
- 손을 이미지처럼 두고 무릎을 곧게 펴 주면서 다리를 가슴이나 겨드랑이 쪽으로 눌러 주세요.
- 수축법은 단독 운동과 동일합니다.

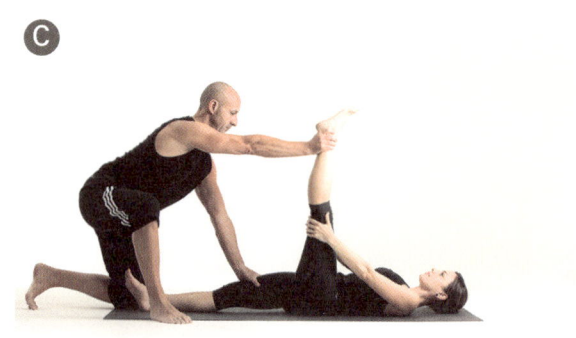

변형: 이미지 D
- 발앞꿈치를 아래로 눌러 종아리와 무릎 뒤쪽을 강화시켜 주세요.

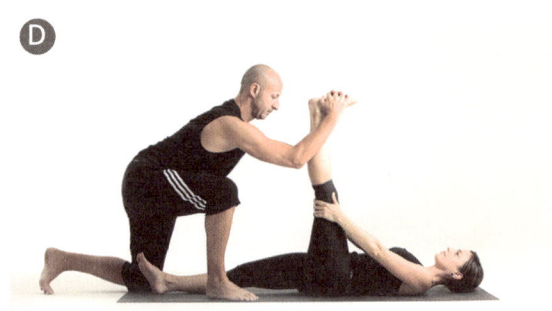

Major muscles stretched 주요 스트레칭 부위

- Hamstrings 뒤넙다리근
- Calves 종아리

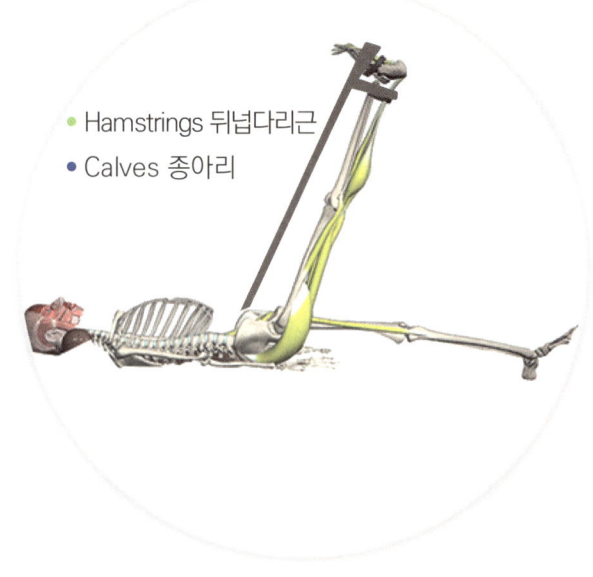

스트레칭되는 다리 뒤쪽 근육으로는 장딴지근, 뒤넙다리근
그리고 큰볼기근의 신근이 있습니다.

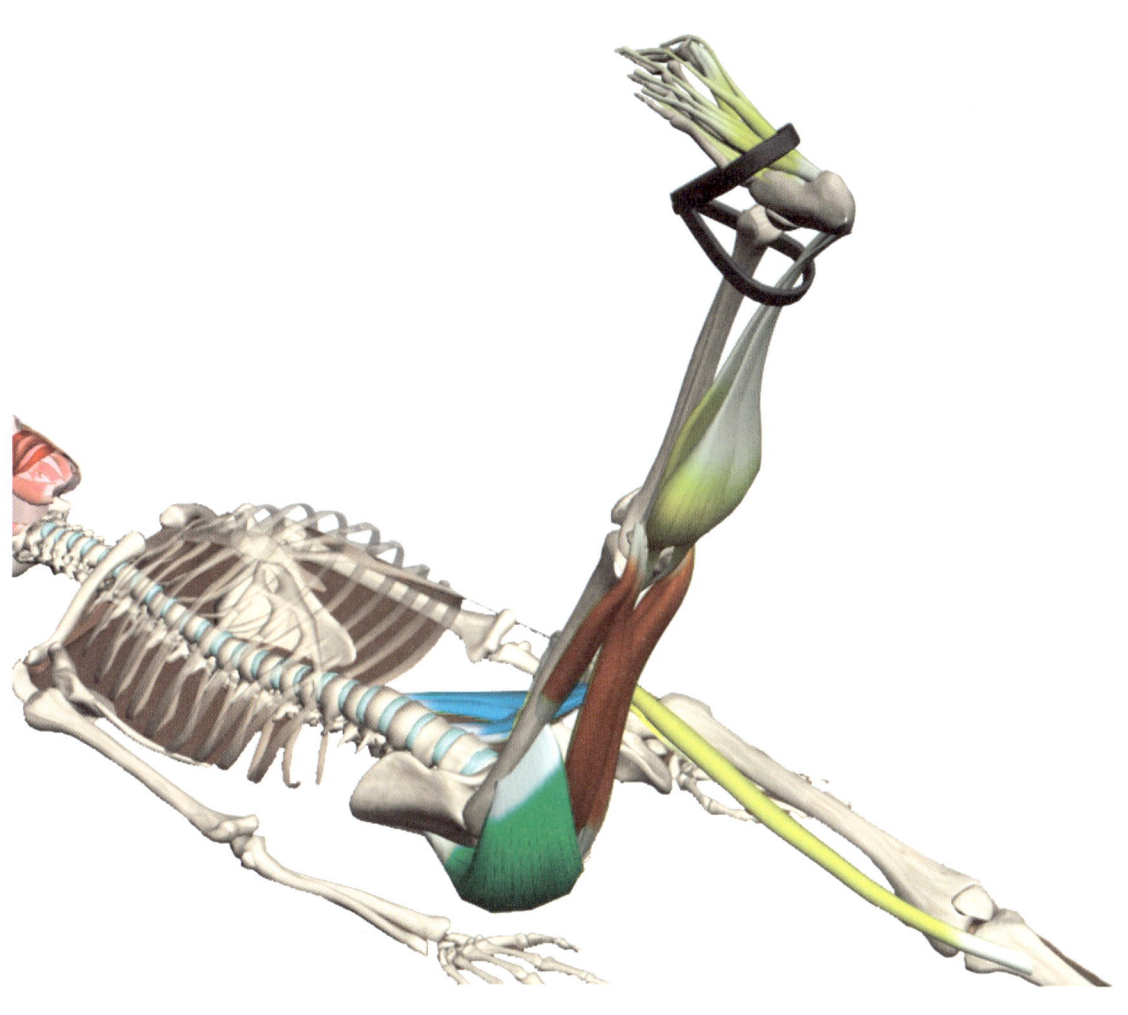

바닥에 두고 있는 다리가 들어 올려지면 넙다리빗근이나 허리근과 같은
다른 근육이 경직될 수도 있으니 신경 써 주세요.

18 다리 구부리고 앉아서 뒤넙다리근 스트레칭
Seated Bent-Leg Hamstring

스트레칭법: 이미지 A
- 스트랩을 발에 걸고 가슴을 들어 올리세요.
- 긴장 수위까지 다리를 곧게 뻗어 주세요.

수축법: 이미지 A
- 발뒤꿈치를 바닥으로 눌러 주세요.

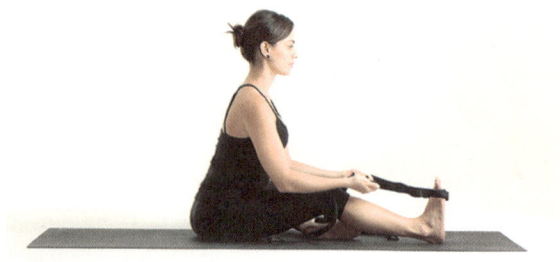

재스트레칭법: 이미지 B
- 가슴을 들어 척추를 곧게 펴 주세요.
- 발뒤꿈치를 앞으로 밀어 다리를 곧게 뻗어 주세요.

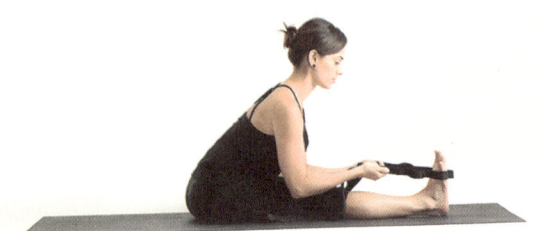

Major muscles stretched
주요 스트레칭 부위
- Hamstrings 뒤넙다리근
- Calves 종아리

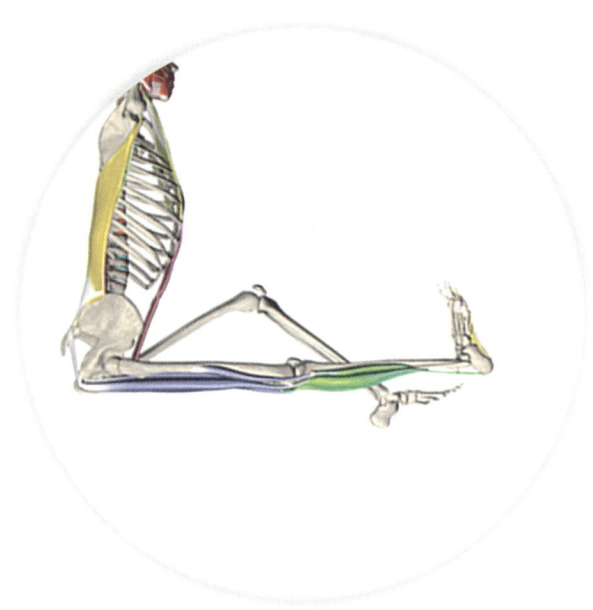

19 파트너와 함께 앉아서 장딴지와 뒤넙다리근 스트레칭
Seated Calf, Hamstring Partner

스트레칭법: 이미지 A
- 이미지처럼 앉아서 한쪽 다리를 구부려 주세요.
- 펼친 다리에 스트랩을 걸어 주세요.
- 허리는 곧게 펴고 엉덩관절을 기준으로 몸을 앞으로 구부려 주세요.
- 파트너는 엉치뼈를 밀어 앞 구부림과 척추 기울기를 보조해 주세요.

수축법: 이미지 A
- 발과 뒤꿈치를 바닥 쪽으로 눌러 주세요.

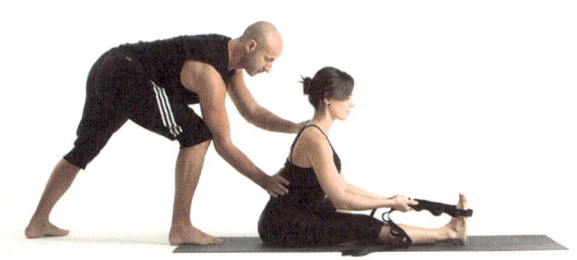

Major muscles stretched
주요 스트레칭 부위
- Hamstrings 뒤넙다리근
- Calves 종아리

재스트레칭법: 이미지 B
- 가슴을 다리 쪽으로 기울이고 척추는 곧게 펴 주세요.
- 파트너는 기울이기를 보조해 주세요.
- 종아리 강화를 위해서는 스트랩을 당겨 주세요.

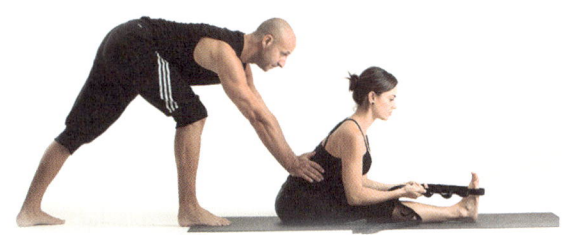
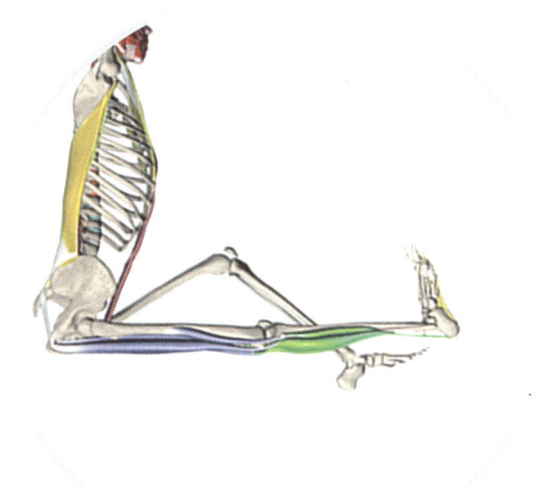

The Hip Flexors and Quadriceps
엉덩관절 굽힘근과 넙다리네갈래근

Chapter 3
제3장

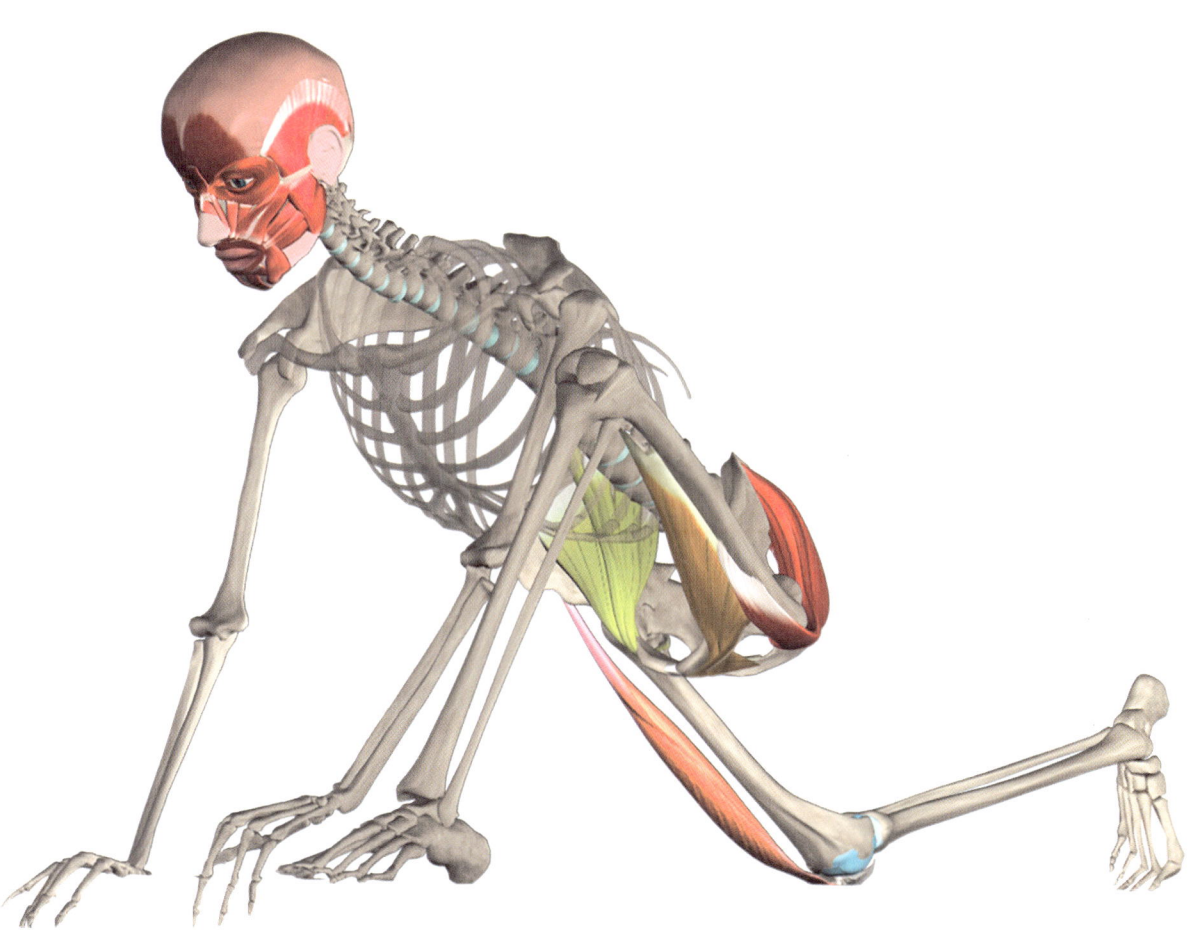

Chapter 3 Muscle Chart: Hip & Knee

엉덩관절(Hip)

Muscle	근육명		Flexion 굽힘	Extension 폄	adduction 모음	abduction 벌림	Internal rotation 안쪽돌림	External rotation 가쪽돌림
Gluteus maximus	큰볼기근	대둔근		●				●
Gluteus medius	중간볼기근	중둔근	●	●		●	●	●
Gluteus minumus	작은볼기근	소둔근	●	●		●	●	●
Tensor fascia lata	넙다리근막긴장근	대퇴근막장근	●			●	●	
Psoas major	큰허리근	대요근	●					●
Iliacus	엉덩근	장골근	●					●
Rectus femoris	넙다리곧은근	대퇴직근	●			●		
Sartorius	넙다리빗근	봉공근	●			●		●
Pectineus	두덩근	치골근	●		●			
Adductor magnus	큰모음근	대내전근		●	●			●
Adductor longus	긴모음근	장내전근	●		●			●
Adductor brevis	짧은모음근	단내전근	●		●			
Gracilis	두덩정강근	대퇴박근	●		●			
Piriformis	궁둥구멍근	이상근				●		●
Gemellus superior	위쌍둥이근	상쌍지근				●		●
Gemellus inferior	아래쌍둥이근	하쌍지근				●		●
Obturator internus	속폐쇄근	내폐쇄근				●		●
Obturator externus	바깥폐쇄근	외폐쇄근						●
Quadratus femoris	넙다리네갈래근	대퇴방형근			●		●	●
Semitendinosus	반힘줄모양근	반건양근		●			●	
Semimembranosus	반막모양근	반막양근		●				
Biceps femoris	넙다리두갈래근	대퇴이두근		●				●

무릎(Knee)

Muscle	근육명		Flexion 굽힘	Extension 폄	Internal rotation 안쪽돌림	External rotation 가쪽돌림
Vastus medialis	안쪽넓은근	내측광근		●		
Vastus lateralis	가쪽넓은근	외측광근		●		
Vastus intermedius	중간넓은근	중간광근		●		
Rectus femoris	넙다리곧은근	대퇴직근		●		
Sartorius	넙다리빗근	봉공근	●			●
Semitendinosus	반힘줄모양근	반건양근	●		●	
Semimembranosus	반막모양근	반막양근	●		●	
Biceps femoris	넙다리두갈래근	대퇴이두근	●			●
Gracilis	두덩정강근	대퇴박근	●		●	
Popliteus	오금근	슬와근	●			
Gastrocnemius	장딴지근	비복근	●			

20 폼 롤러를 활용한 뒤넙다리근, 볼기근&엉덩관절 굽힘근 스트레칭 Foam Roller Hamstrings Glute and Hip Flexors

스트레칭법: 이미지 A
- 누운 채로 엉덩관절을 들어 올리고 롤러를 엉치뼈 밑에 놓아 주세요.
- 허벅지를 감싸 가슴 쪽으로 당겨 주세요.
- 파트너는 손을 이미지처럼 위치시켜 주시고 양쪽 다리 위로 몸을 기울여 주세요.

수축법: 이미지 A
- 양쪽 다리를 파트너의 손 쪽으로 밀어 주세요.

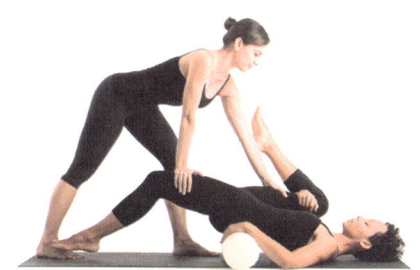

Major muscles stretched
주요 스트레칭 부위
- Iliopsoas 엉덩허리근
- Hamstring 뒤넙다리근
- Adductors magnus 큰모음근
  Gluteus maximus 큰볼기근
- TFL 넙다리근막긴장근
- Rectus femoris 넙다리곧은근

재스트레칭법: 이미지 B
- 손을 발목 쪽으로 고쳐 잡고 긴장 수위까지 무릎관절의 각을 열어 주세요.
- 스트레칭 중인 분은 위쪽 허벅지를 가슴 쪽으로 잡아당겨 주세요.
- 파트너는 서서히 허벅지와 앞쪽 다리 방향으로 몸을 기울여 엉덩관절 폄(신전)을 강화시켜 주세요.

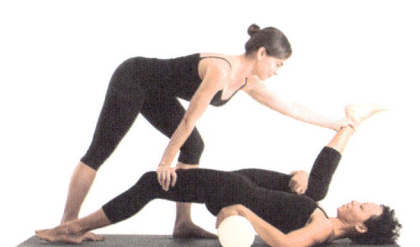
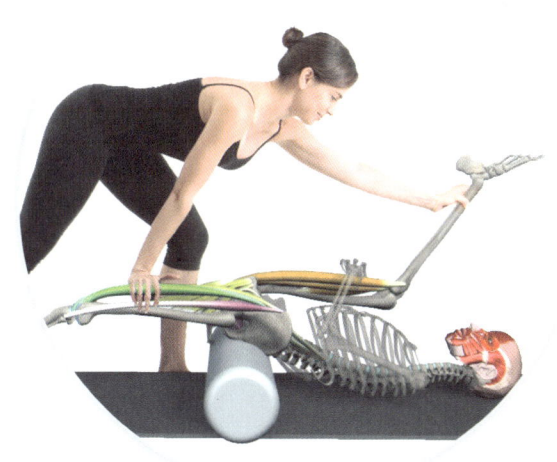

21 무릎 구부린 자세에서 박스를 활용한 넙다리네갈래근 스트레칭 Kneeling Quadriceps Box

스트레칭법: 이미지 A
- 기구 앞에 앉아 팔을 뒤로 짚어 팔꿈치를 구부려 주세요.
- 팔에 체중을 실어 주세요.
- 무릎을 꿇어 발뒤꿈치를 깔고 앉아 주세요.

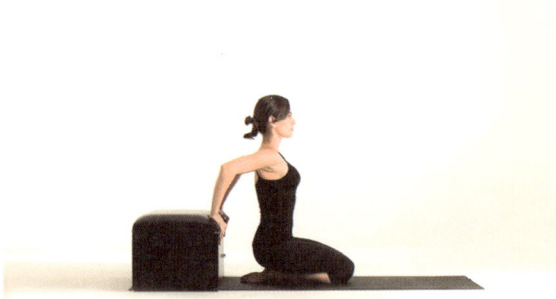

수축법: 이미지 B
- 골반을 뒤쪽으로 말아 주세요.
- 긴장 수위까지 팔꿈치를 구부려 주세요.
- 무릎은 바닥에 붙여 주세요.
- 다리를 일렬로 유지해 주세요.
- 정강이와 발을 바닥 쪽으로 눌러 주세요.

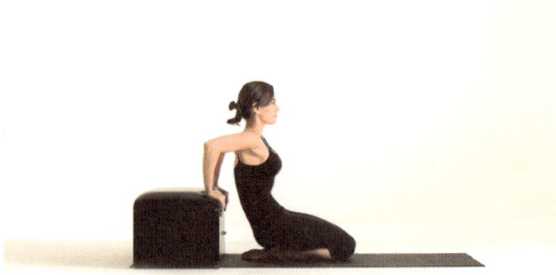

재스트레칭법: 이미지 C
- 가능하면 골반을 서서히 팔꿈치 쪽으로 더욱 기울이고 떨어뜨려 주세요.
- 복부에 힘을 주어 요추가 신전(폄)되거나 구부러지지 않게 해 주세요.

Major muscles stretched
주요 스트레칭 부위
Quadriceps 넙다리네갈래근
Rectus femoris 넙다리곧은근
Tibialis anterior 앞정강근

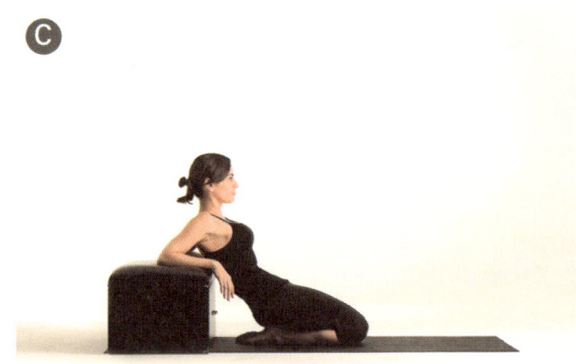

이미지 D
- 파트너는 허벅지를 누르고 다리를 일렬로 유지시켜 주세요.
- 수축을 강화하려면 파트너의 손 쪽으로 허벅지를 밀어 올려 주세요.

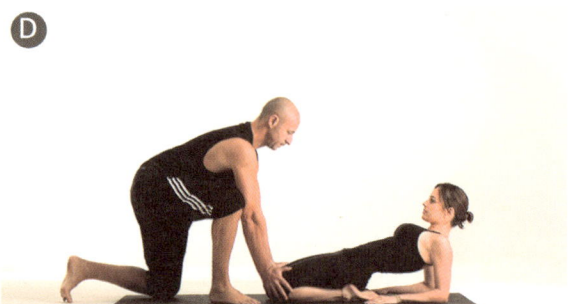

이미지 E
- 파트너는 무릎 위를 발가락으로 눌러 허벅지를 바닥에 고정시켜 주세요.
- 재스트레칭 시 골반을 뒤쪽으로 말아 파트너 반대 방향으로 몸을 젖혀 주세요.

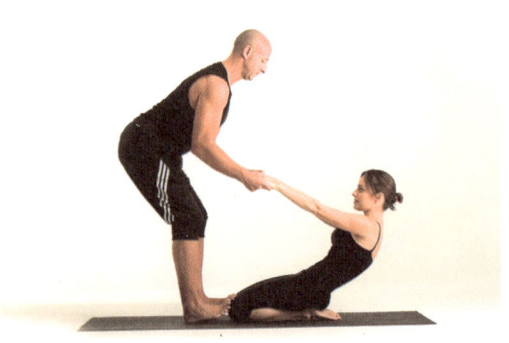

배곧은근은 수축 시 골반을 뒤쪽으로 젖혀 주고 넙다리곧은근이 골반에 붙어 있기 때문에, 이러한 움직임은 스트레칭을 강화시켜 줍니다.

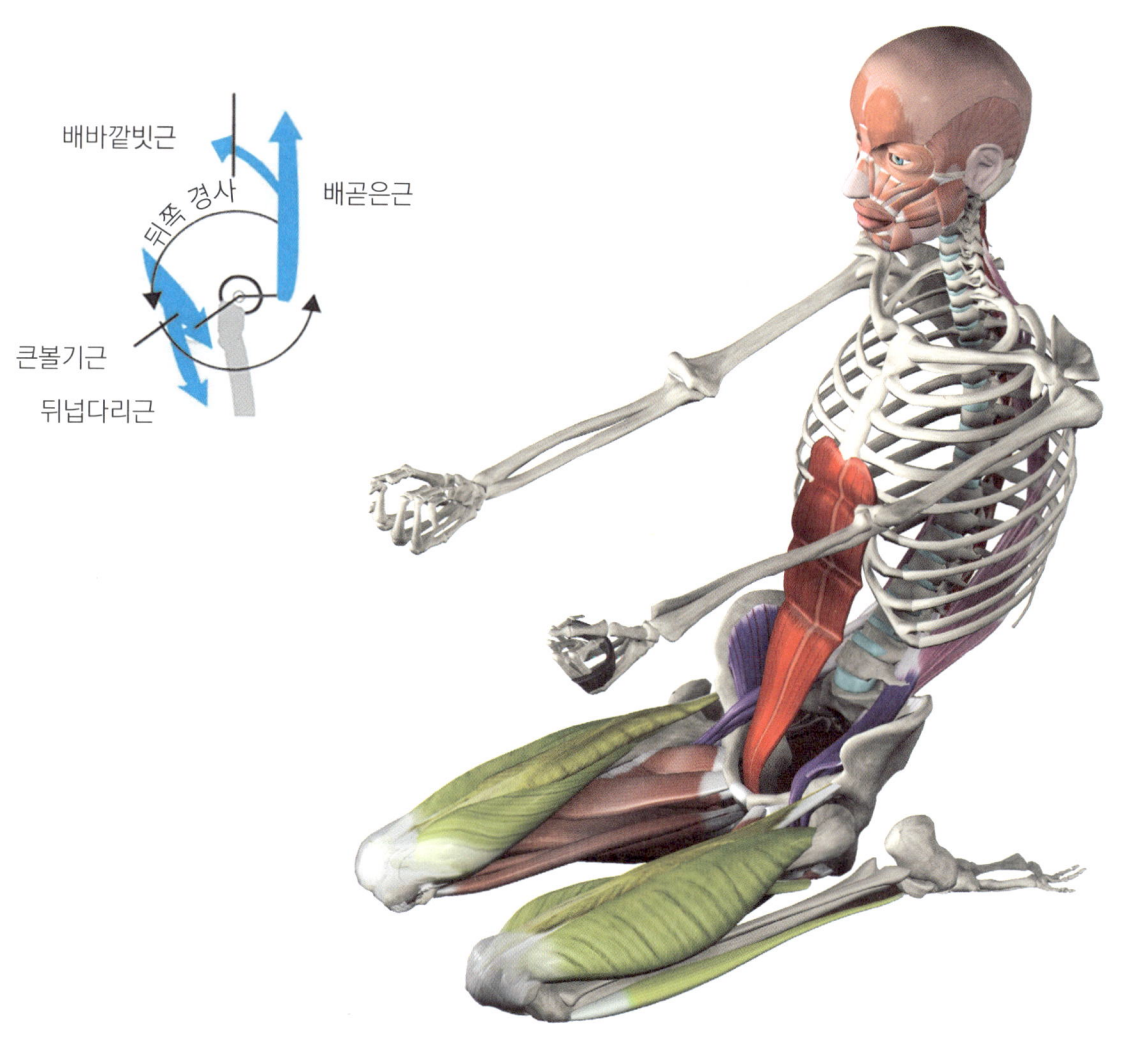

척추가 강하게 구부러지기 때문에 척추세움근에서도 스트레칭이 이뤄질 수 있습니다. 골반강에서 시작되는 넙다리네갈래근, 모음근, 엉덩허리근의 상당한 크기를 눈여겨보세요.

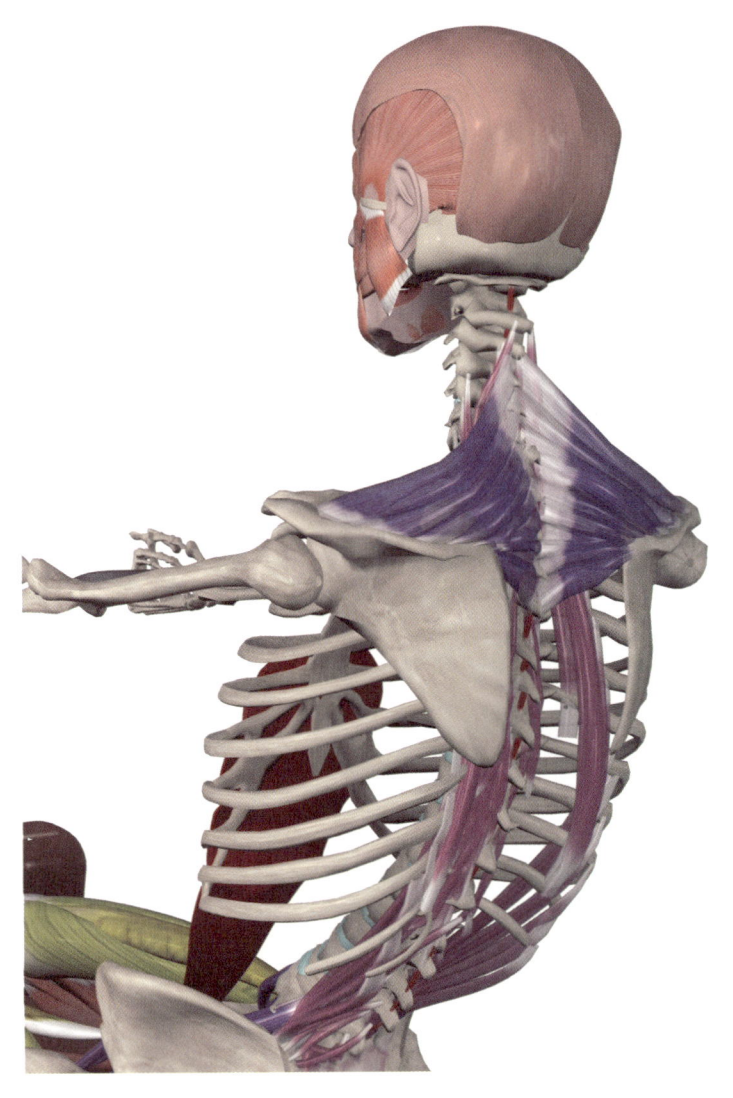

파트너와 손을 붙잡고 계실 때 몸을 뒤로 젖히시면(할 수 있으시다면), 어깨뼈가 들뜨게 됩니다. 이런 현상을 내밈(전인)이나 벌림(외전)이라고 합니다.

이러한 작용이 일어날 때 등세모근 상부와 중앙부가 스트레칭될 것입니다.

22 무릎 구부린 자세에서 엉덩관절 굽힘근 스트레칭
Kneeling Hip Flexors

스트레칭법: 이미지 A
- 기구 옆에 무릎을 꿇되 발을 무릎 앞으로 놓아 주세요.
- 척추는 곧게 펴시고 골반을 뒤로 기울여 주세요.
- 배근육에 힘을 주세요.
- 엉덩관절을 바닥 쪽으로 빼 주세요.

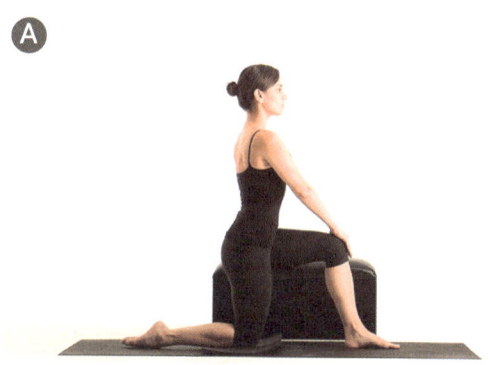

수축법: 이미지 B
- 다리를 앞으로 흔들 것처럼 뒤쪽 무릎을 바닥 쪽으로 눌러 주세요.

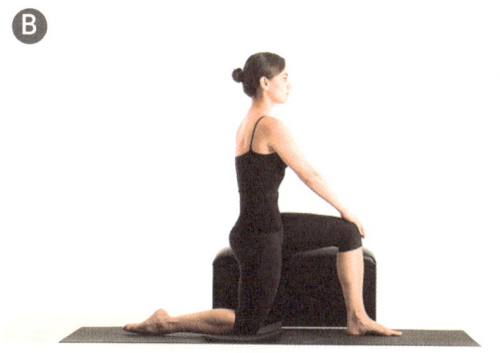

재스트레칭법: 이미지 C
- 골반을 더 밀어 넣고 배근육에 힘을 주세요.
- 팔을 반대편 무릎 쪽으로 뻗으세요.
- 엉덩관절을 앞쪽 다리 방향으로 기울여 주세요.

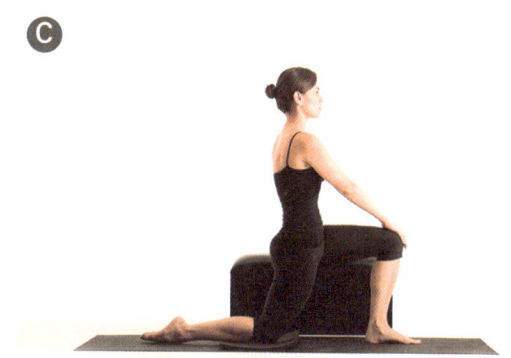

파트너 변형: 이미지 D
- 파트너는 골반의 수평을 잡아 주세요.
- 골반을 앞쪽 다리 방향으로 밀어 주세요.

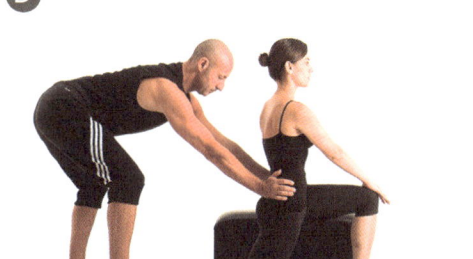

Major muscles stretched 주요 스트레칭 부위
- Iliopsoas 엉덩허리근 / Pectineus 두덩근
  TFL 넙다리근막긴장근

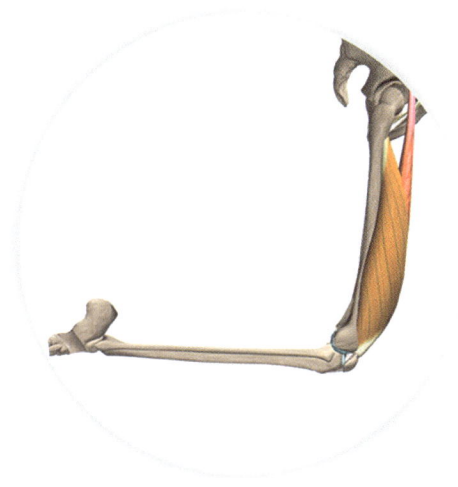

주요 엉덩관절 굽힘근은 엉덩허리근이며, 골반을 뒤로 기울일 때, 요추 및 골반 내의 엉덩허리근 위치 부위와 넙다리뼈의 위치 부위가 멀어지며 스트레칭이 이뤄집니다.

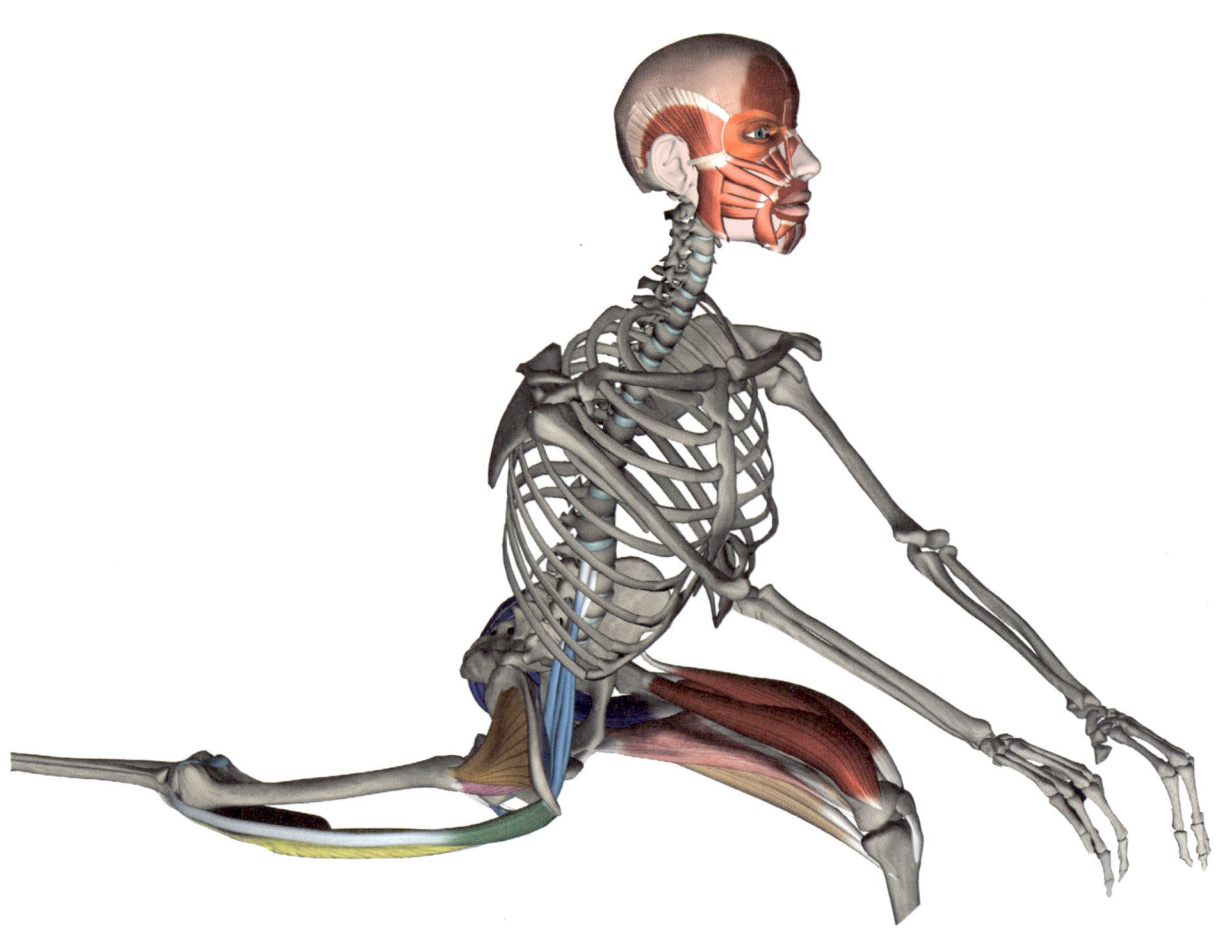

앞쪽에 놓인 다리의 아래쪽 근육인 뒤넙다리근과 큰모음근에서도 역시 스트레칭이 일어날 수 있습니다.

23 엎드린 자세에서 넙다리네갈래근 스트레칭
Lying Quadricep

스트레칭법: 이미지 A
- 이미지처럼 누워 스트랩을 발에 걸어 주세요.
- 배근육에 힘을 주시고 두덩뼈를 바닥 쪽으로 눌러 주세요.
- 발은 엉덩이 쪽으로 당겨 주세요.

수축법: 이미지 A
- 발을 엉덩이 반대쪽으로 눌러 주세요.

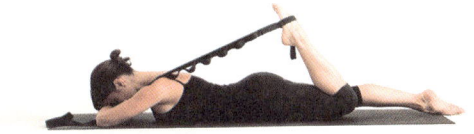

재스트레칭법: 이미지 B
- 배근육에 다시 힘을 주세요.
- 발을 엉덩이 쪽으로 당겨 주세요.

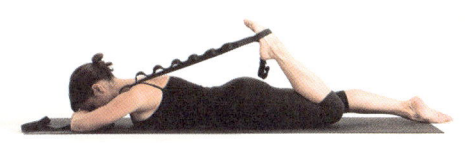

Major muscles stretched
주요 스트레칭 부위
- Rectus femoris 넙다리곧은근
- Quadriceps 넙다리네갈래근

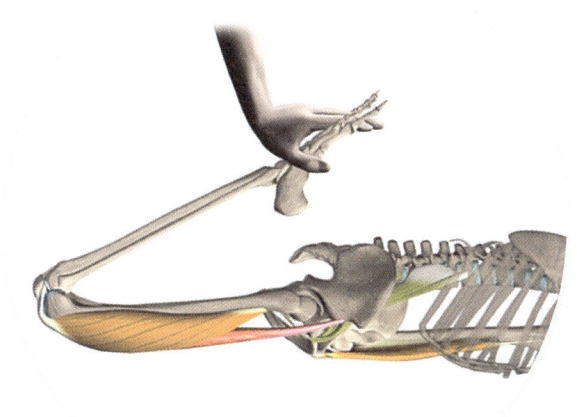

24 엎드린 자세에서 넙다리네갈래근 스트레칭 응용
Lying Quadricep Variation

이미지 C
- 파트너는 발을 엉덩이 쪽으로 밀어 주세요.
- 발가락도 엉덩이 쪽으로 밀어 주세요.

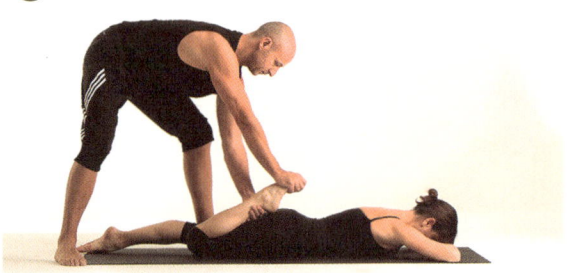

이미지 F
- 파트너는 허벅지를 몸의 정중선 쪽으로 밀어 측 넙다리네갈래근을 강화시켜 주세요.

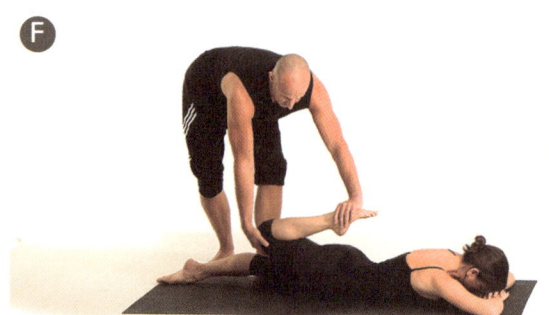

이미지 D
- 파트너는 허벅지를 들어 올려 주세요.
- 발뒤꿈치는 엉덩이 위에 붙여 주세요.

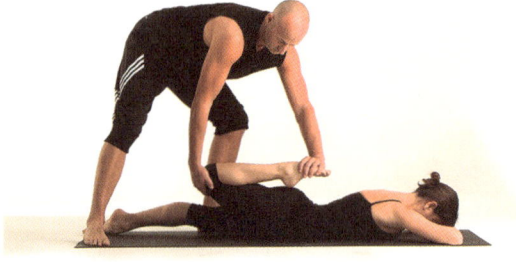

Major muscles stretched
주요 스트레칭 부위
- Rectus femoris 넙다리곧은근
- Iliopsoas 엉덩허리근
- Quadriceps 넙다리네갈래근
  Tibialis anterior 앞정강근

이미지 E
- 파트너는 허벅지를 몸의 정중선 너머로 밀어 주세요.
  (벌림, 외전)

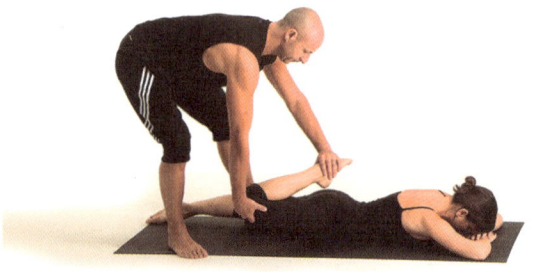

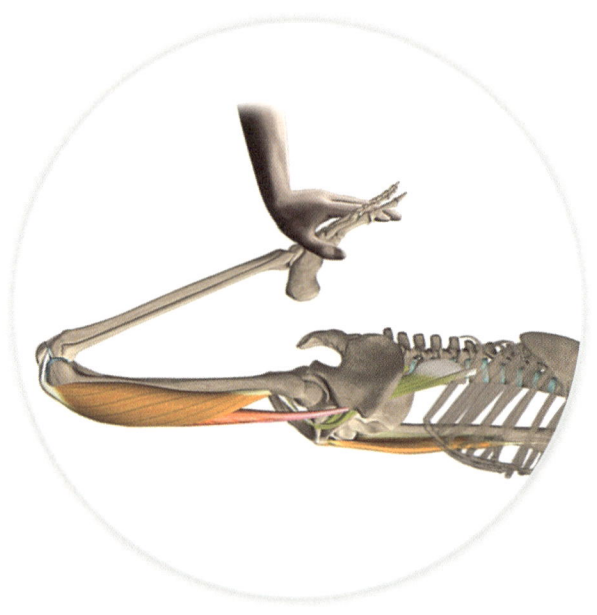

25 서서 넙다리네갈래근 스트레칭 Standing Quadricep

스트레칭법: 이미지 A
- 이미지처럼 서서 배근육에 힘을 주어 허리가 구부러지지 않도록 해 주세요. (폄, 신전)
- 엉덩이를 발 쪽으로 기울여 주세요.

수축법: 이미지 A
- 발을 기구 쪽으로 밀어 주세요.

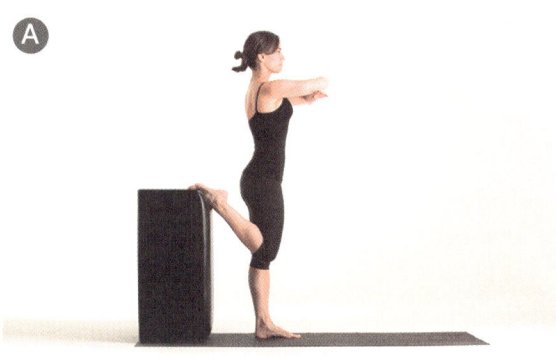

재스트레칭법: 이미지 B
- 배근육에 힘을 주세요.
- 엉덩이를 발 쪽으로 기울여 주세요.
- 양쪽 다리를 일렬로 유지해 주세요.

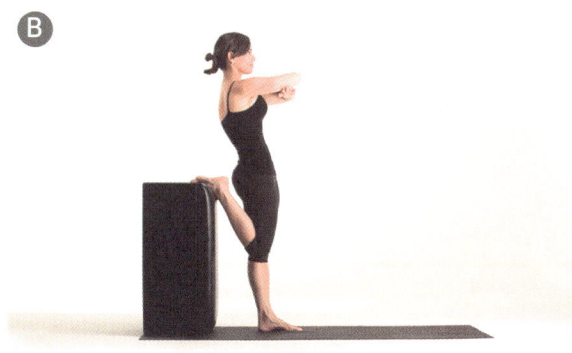

파트너: 이미지 C
- 파트너는 허벅지를 기구와 몸의 정중선 쪽으로 당겨 주세요. (모음, 내전)
- 수련자는 팔을 들어 올리고 상체를 파트너 쪽으로 기울여 가쪽넓은근과 넙다리근막긴장근을 강화해 주세요.

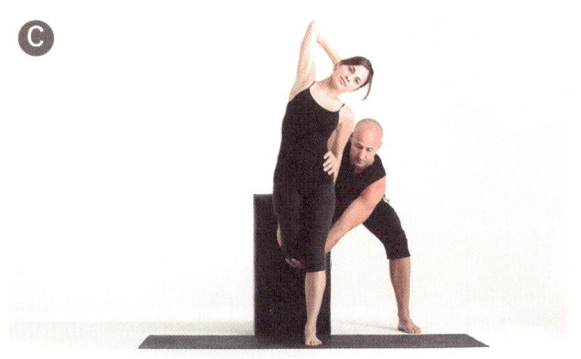

파트너: 이미지 D
- 파트너는 허벅지를 기구 쪽으로, 몸의 정중선 바깥으로 당겨 안쪽넓은근과 모음근을 강화시켜 주세요.

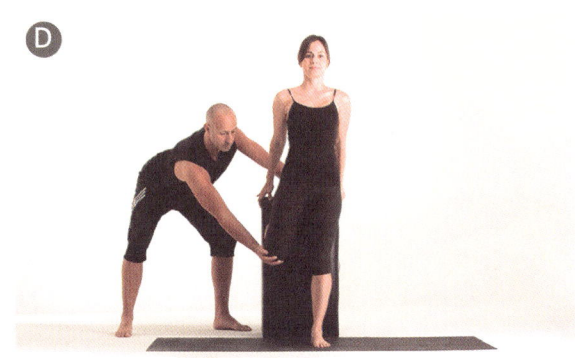

Major muscles stretched 주요 스트레칭 부위

- Rectus femoris 넙다리곧은근
- Iliopsoas 엉덩허리근
- Quadriceps 넙다리네갈래근

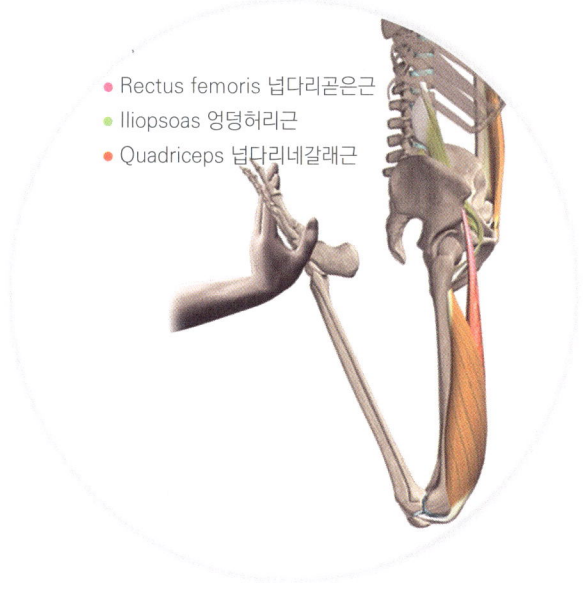

26 고질라 자세 Floor Godzilla

스트레칭법: 이미지 A
- 이미지처럼 자세를 취하고 골반에 힘을 빼세요.
- 발을 엉덩이 쪽으로 당겨 주세요.
- 엉덩관절을 다리 선과 직각으로 유지해 주세요.

수축법: 이미지 A
- 발을 엉덩이 반대쪽으로 눌러 주세요.

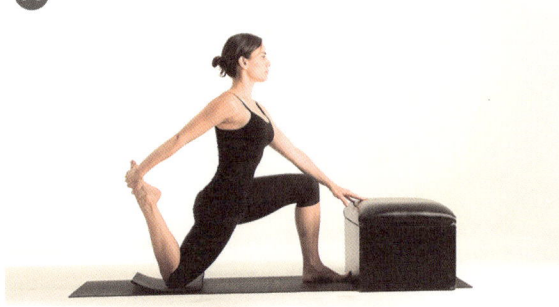

파트너 변형: 이미지 C
- 파트너는 발뒤꿈치를 엉덩이 쪽으로, 엉덩관절을 바닥 쪽으로 눌러 주세요.
- 파트너는 엉덩관절을 수평으로 유지시켜 주세요.

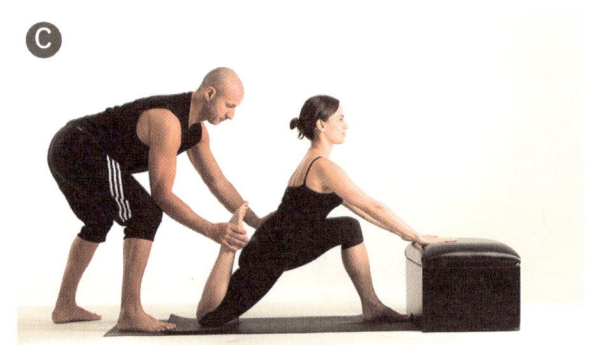

재스트레칭법: 이미지 B
- 발을 엉덩이 쪽으로 당겨 주세요.
- 엉덩관절을 바닥 쪽으로 기울여 주세요.
- 척추를 곧게 유지해 주시고 골반엔 힘을 빼 주세요.

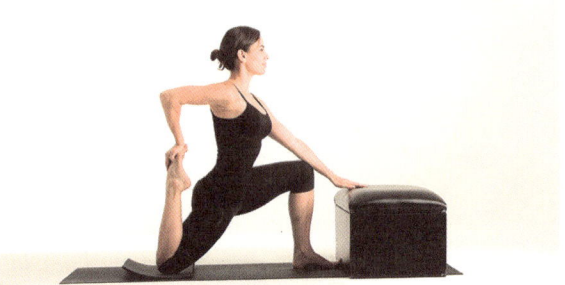

Major muscles stretched
주요 스트레칭 부위
- Rectus femoris 넙다리곧은근
- Iliopsoas 엉덩허리근
- Quadriceps 넙다리네갈래근

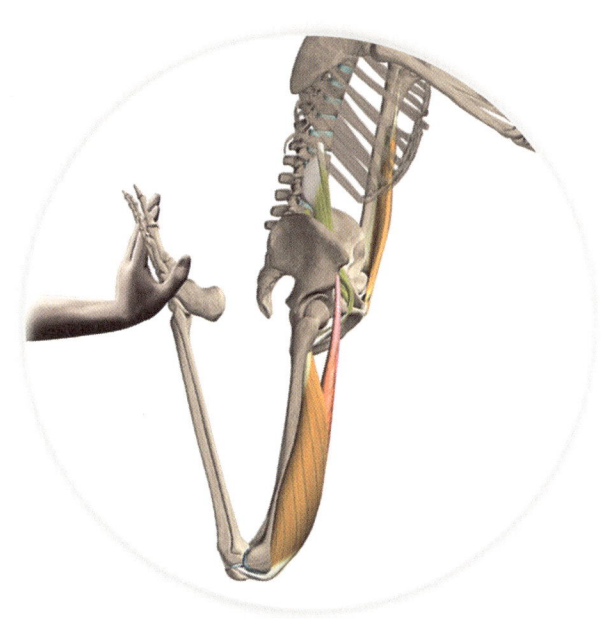

27 런지 자세 Lunge Pose

스트레칭법: 이미지 A
- 이미지처럼 무릎을 대고 엎드려 앞으로 뻗은 발 안쪽에 양쪽 팔을 두세요.
- 척추는 곧게 펴 주세요.
- 뒤쪽 다리를 최대한 뒤로 뻗으세요.
- 앞쪽 다리 무릎을 100도 각도로 벌려 주세요.
- 엉덩관절을 바닥 쪽으로 내려 주세요.

수축법: 이미지 A
- 양쪽 발을 바닥 쪽으로 눌러 주세요. (움직이시면 안 됩니다.)

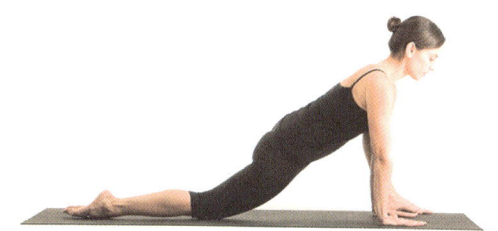

보조법: 이미지 C
- 파트너는 엉치뼈와 엉덩관절 뒤쪽을 눌러 주세요.
- 허벅지를 들어 올려 다리를 곧게 뻗게 해 주세요.

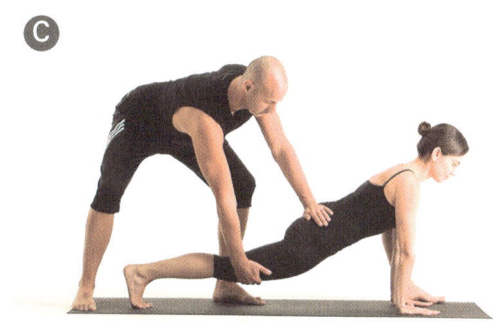

재스트레칭법: 이미지 B
- 엉덩관절을 바닥 쪽으로 기울이세요. 더 큰 효과를 원하신다면 뒤쪽 다리 무릎을 바닥에서 들어 올려 주세요. (엉덩관절은 들어 올리시면 안 됩니다.)

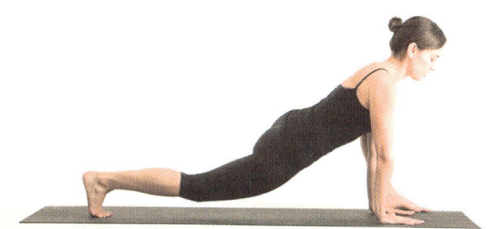

Major muscles stretched
주요 스트레칭 부위
- Rectus femoris 넙다리곧은근
- Iliopsoas 엉덩허리근
- Adductors magnus 큰모음근
- Gluteus maximus 큰볼기근

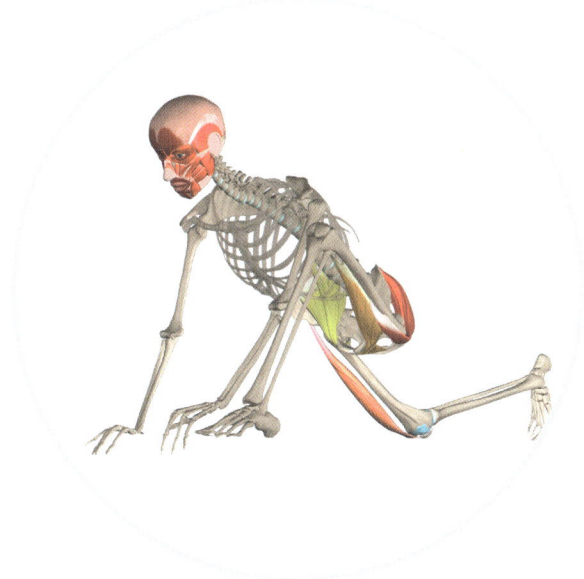

28 런지 자세 응용 Lunge Pose Variation

스트레칭법: 이미지 D
- 팔꿈치를 바닥에 대고 엎드려 주세요.
- 척추를 최대한 곧게 펴 주세요.

수축법: 이미지 D
- 뒤쪽 발을 바닥 쪽으로 눌러 주세요.

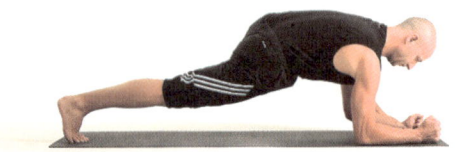

재스트레칭법: 이미지 E
- 뒤쪽 다리를 곧게 뻗어 주세요.
- 척추와 골반을 앞쪽 다리 쪽으로, 뒤쪽 다리 반대쪽으로 비틀어 주세요.
- 엉덩관절을 바닥 쪽으로 낮춰 주세요.

Major muscles stretched
주요 스트레칭 부위
- TFL 넙다리근막긴장근
- Anterior portion of gluteus minimus and medius 작은볼기근과 중간볼기근의 앞쪽섬유
- Iliopsoas 엉덩허리근

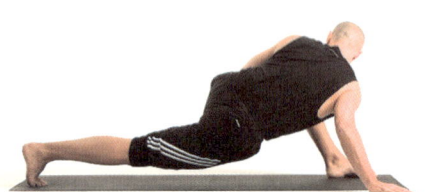

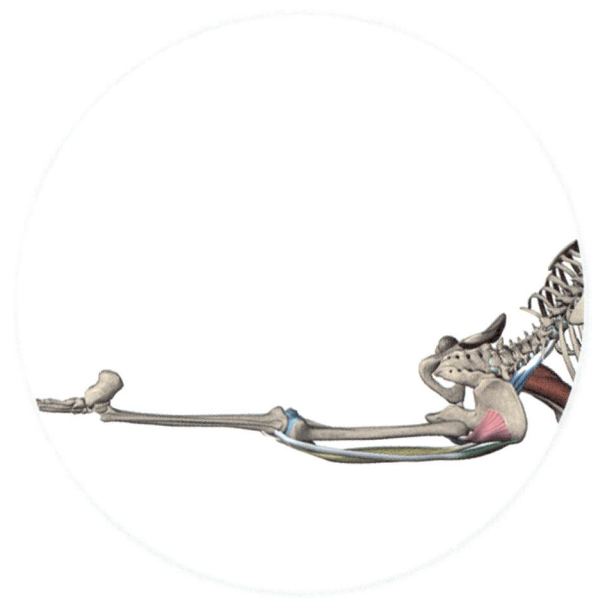

아래 이미지에서 보이는 것처럼, 런지는 넙다리곧은근과 큰모음근에 상당한 스트레칭 효과가 있습니다.

큰허리근도 보이는군요.

가슴을 들어올려 허리를 곧게 펴면 넓은등근을 자극하며 등허리근막을 당기고 허리 아래 부위를 지탱할 수 있습니다.

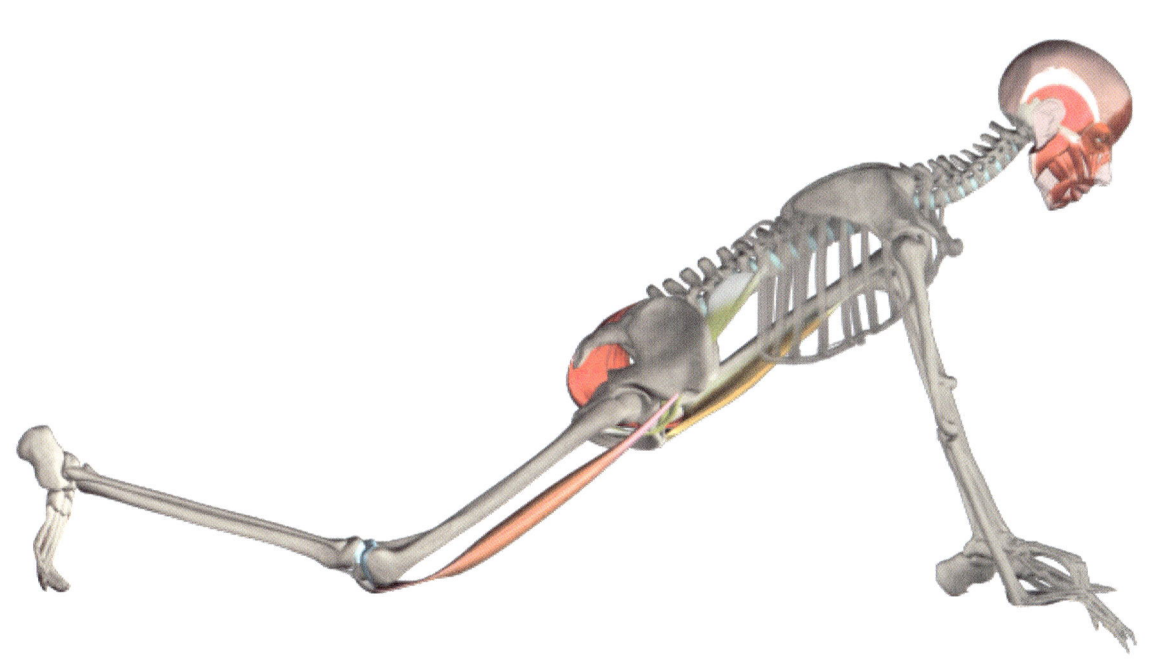

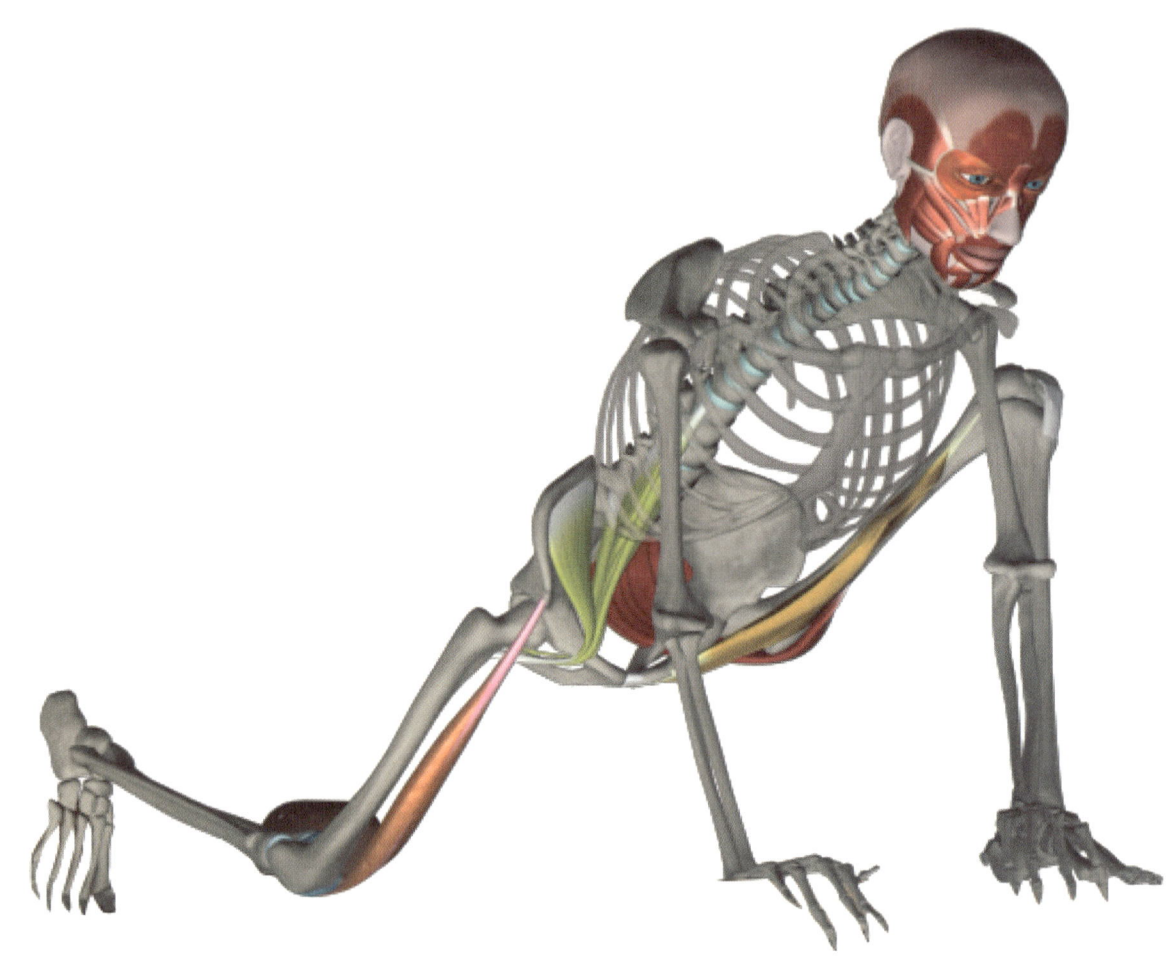

▲

넙다리곧은근은 골반 앞쪽 끝 바로 아래의 ASIS로 불리는 두 개의 지점에 이어져 있습니다.

큰허리근은 요추골의 앞쪽에 붙어 있는 것을 확인할 수 있고 이는 엉덩근 주변으로 이어져 넙다리뼈의 작은돌기 쪽으로 들어갑니다.

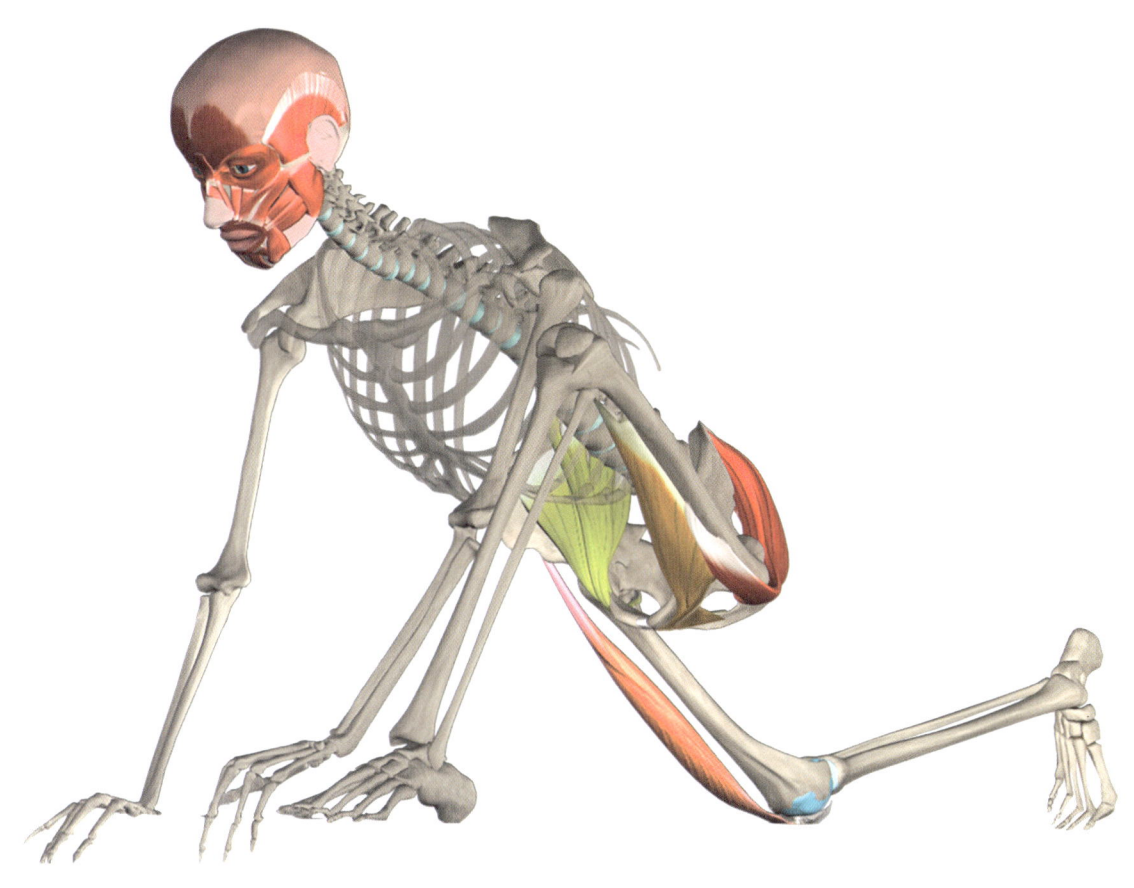

▲

넙다리근의 일부는 다리뼈나 넙다리뼈 쪽으로 이어져 있기 때문에, 다리가 이미지처럼 강하게 구부러지면 스트레칭이 일어납니다.

언젠가 무릎 관절로 이어졌을 큰모음근은, 오랜 세월을 지나 그 힘줄이 무릎 외측인대가 되어 버렸고, 그 일부 역시 이 자세에서 스트레칭됩니다.

The Gluteal Region
볼기부위

Chapter 4
제4장

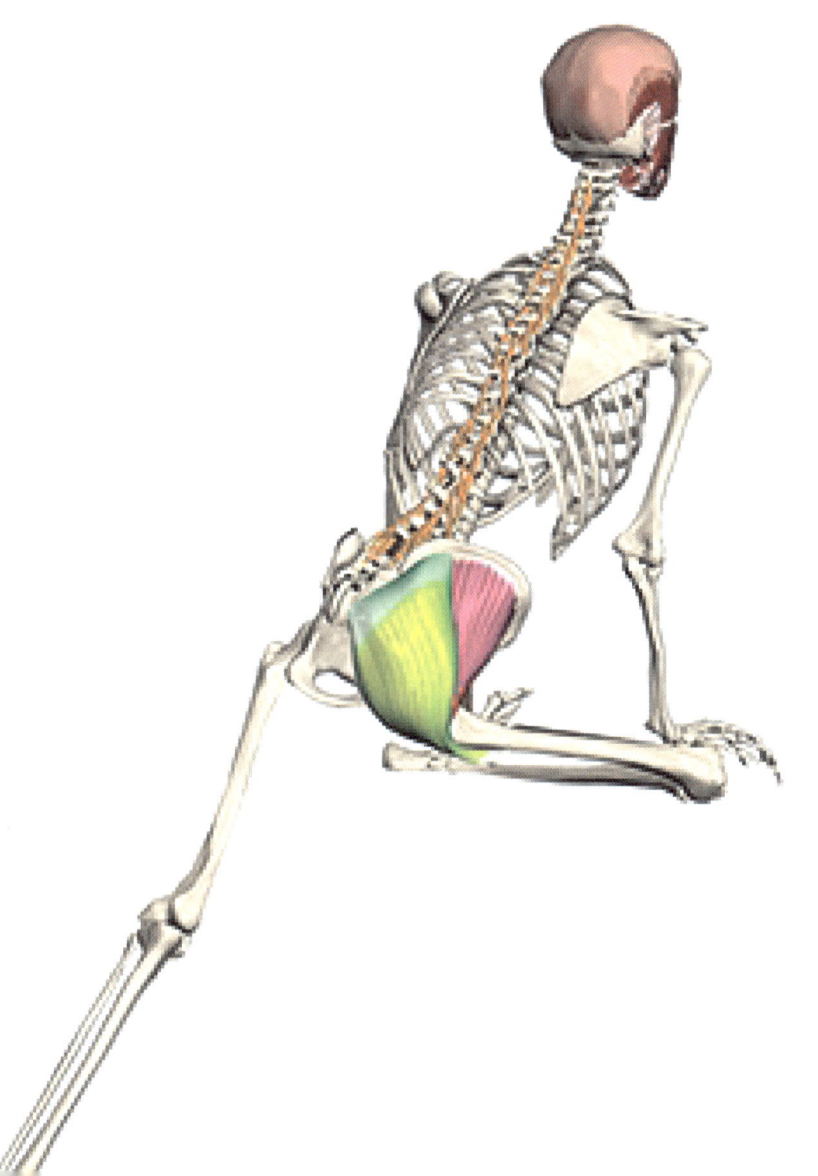

Chapter 4 Muscle Chart: Hip

엉덩관절(Hip)

Muscle	근육명		Flexion 굽힘	Extension 폄	adduction 모음	abduction 벌림	Internal rotation 안쪽돌림	External rotation 가쪽돌림
Gluteus maximus	큰볼기근	대둔근		●				●
Gluteus medius	중간볼기근	중둔근	●	●		●	●	●
Gluteus minumus	작은볼기근	소둔근	●	●		●	●	●
Tensor fascia lata	넙다리근막긴장근	대퇴근막장근	●			●	●	
Psoas major	큰허리근	대요근	●					●
Iliacus	엉덩근	장골근	●					●
Rectus femoris	넙다리곧은근	대퇴직근	●			●		
Sartorius	넙다리빗근	봉공근	●			●		
Pectineus	두덩근	치골근	●		●			
Adductor magnus	큰모음근	대내전근		●	●			●
Adductor longus	긴모음근	장내전근	●		●			●
Adductor brevis	짧은모음근	단내전근	●		●			
Gracilis	두덩정강근	대퇴박근	●		●			●
Piriformis	궁둥구멍근	이상근				●		●
Gemellus superior	위쌍둥이근	상쌍지근				●		●
Gemellus inferior	아래쌍둥이근	하쌍지근				●		●
Obturator internus	속폐쇄근	내폐쇄근				●		●
Obturator externus	바깥폐쇄근	외폐쇄근						●
Quadratus femoris	넙다리네갈래근	대퇴방형근			●		●	●
Semitendinosus	반힘줄모양근	반건양근		●			●	
Semimembranosus	반막모양근	반막양근		●				
Biceps femoris	넙다리두갈래근	대퇴이두근		●				●

29 앉아서 엉덩관절 스트레칭 Seated Hip

스트레칭법: 이미지 A & B
- 팔꿈치를 반대편 무릎에 걸어 두르세요.
- 가슴을 들어 올리세요.
- 궁둥뼈를 기구에 붙여 두세요.

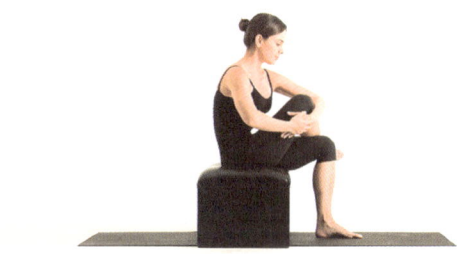

수축법: 이미지 B
- 무릎을 겨드랑이 반대쪽으로 밀어 주세요.

재스트레칭법: 이미지 B
- 무릎을 겨드랑이 쪽으로 더 당겨 주세요.
- 척추를 구부려 주세요.
- 스트레칭 중인 엉덩관절 쪽으로 척추를 비틀어 주세요.

Major muscles stretched
주요 스트레칭 부위
Gluteals 볼기근
Deep hip rotators 깊은돌림근

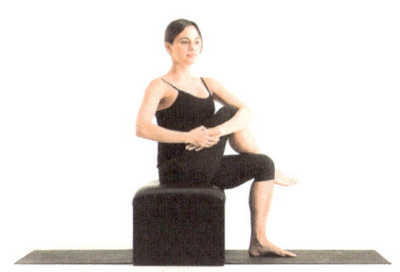

30 크리스 크로스 자세 Criss Cross

스트레칭법: 이미지 A
- 무릎 위로 다리를 교차시켜 주세요.
- 다리를 가슴 쪽으로 눌러 주세요.
- 꼬리뼈는 매트 위에 붙여 주세요.
- 어깨 쪽으로 발목을 눌러 주세요.

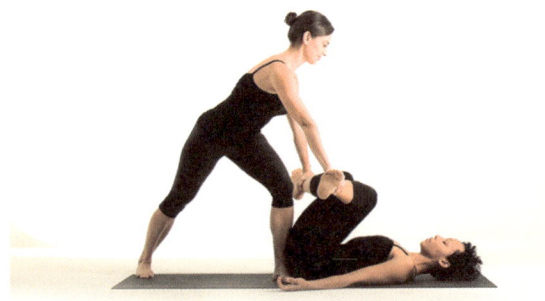

수축법: 이미지 B
- 가슴에 가까운 다리를 가슴 반대쪽으로 밀어 주세요.

재스트레칭법: 이미지 B
- 다리를 가슴 쪽으로 더 가까이 눌러 주세요.
- 발목을 어깨 쪽으로 눌러 주세요.

Major muscles stretched
주요 스트레칭 부위
- Gluteals 볼기근
- Deep hip rotators 깊은돌림근

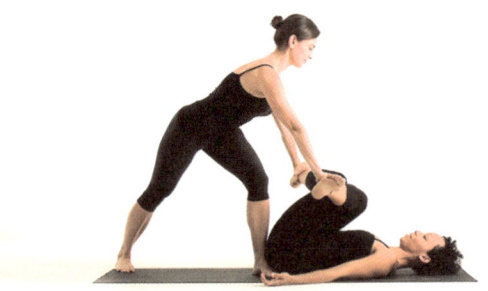
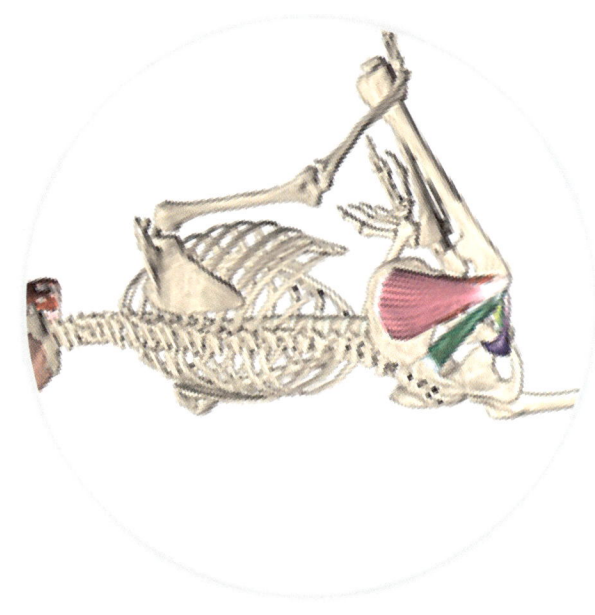

31 박스를 활용한 비둘기 자세 Box Pigeon

스트레칭법: 이미지 A
- 허벅지가 골반과 직각이 될 수 있도록 기구 위에 앉아 주세요.
- 무릎을 직각으로 구부려 주세요.

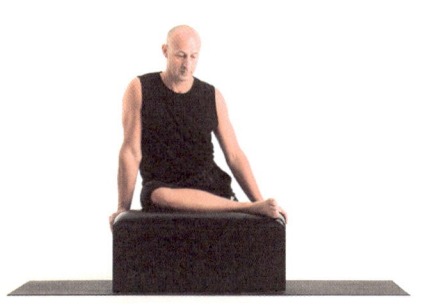

파트너 보조: 이미지 D
- 파트너는 골반을 눌러 엉덩관절을 수평으로 유지해 주세요.

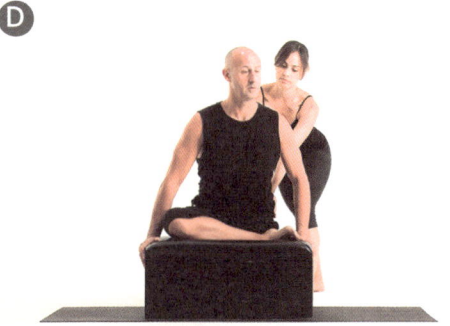

수축법: 이미지 B
- 엉덩관절을 평평하게 유지해 주세요.
- 기구에 올린 발을 기구 쪽으로 눌러 주세요.

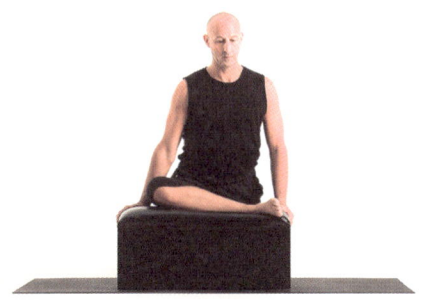

Major muscles stretched
주요 스트레칭 부위
- Gluteals 볼기근
- Deep hip rotators 깊은돌림근

재스트레칭법: 이미지 C
- 가슴을 발 쪽으로 기울여 주세요.
- 척추를 곧게 펴 주세요.

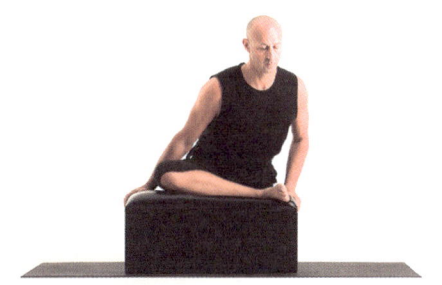

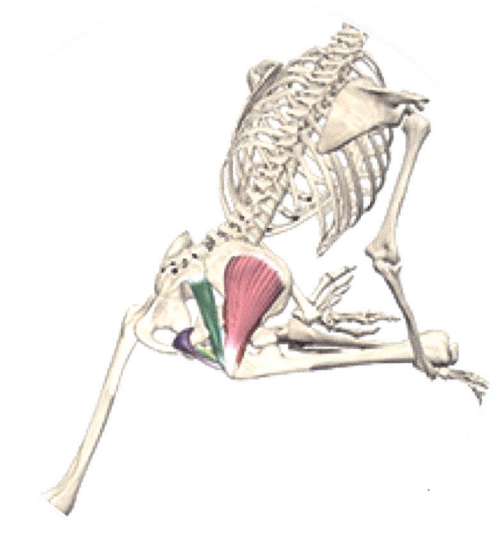

91

중간볼기근, 작은볼기근, 궁둥구멍근, 속폐쇄근 모두 큰돌기 쪽으로 이어집니다. 여러분이 엉덩관절이나 넙다리뼈를 구부리고, 바깥쪽으로 돌리거나, 그 반대 방향으로 몸을 기울이시면 분명 이 모든 부위에서 스트레칭을 느끼시게 될 것입니다.
▼

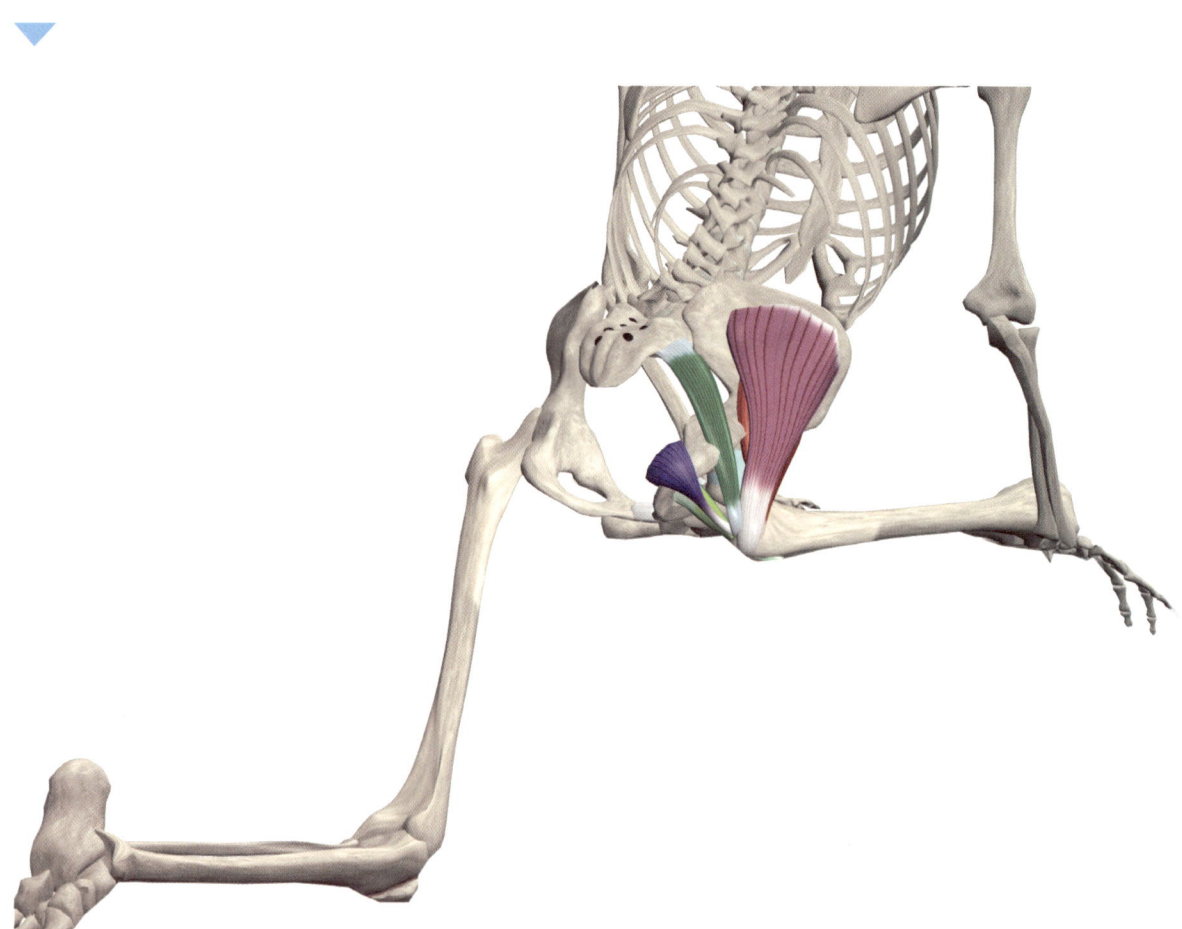

32 박스를 활용한 트위스트 자세 Box Twist

스트레칭법: 이미지 A
- 기구 위에 앉아 주세요.
- 무릎과 배꼽을 일렬로 맞춰 주세요.
- 반대편 엉덩관절을 기구 쪽으로 돌려 주세요.

수축법: 이미지 A
- 앞쪽 다리를 기구 쪽으로 눌러 수축시켜 주세요.
- 엉덩관절을 다리 선과 직각으로 유지해 주세요.

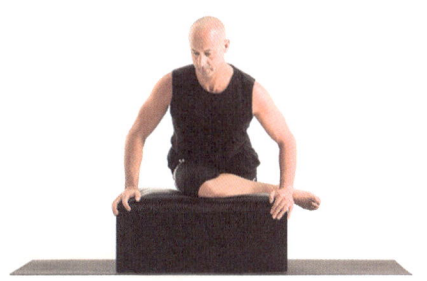

재스트레칭법: 이미지 B
- 반대편 겨드랑이를 앞쪽 다리 무릎 쪽으로 내려 주세요.

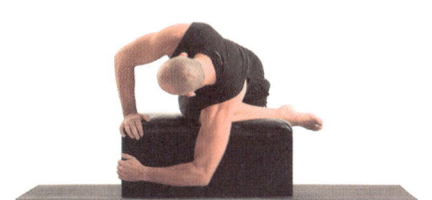

파트너 보조: 이미지 C
- 파트너는 골반을 밀어 골반 회전을 보조해 주세요.

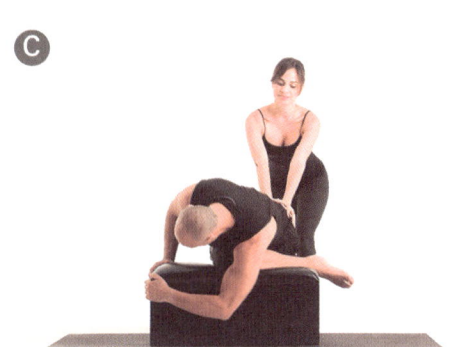

Major muscles stretched
주요 스트레칭 부위
- Gluteals 볼기근
- Deep hip rotators 깊은돌림근

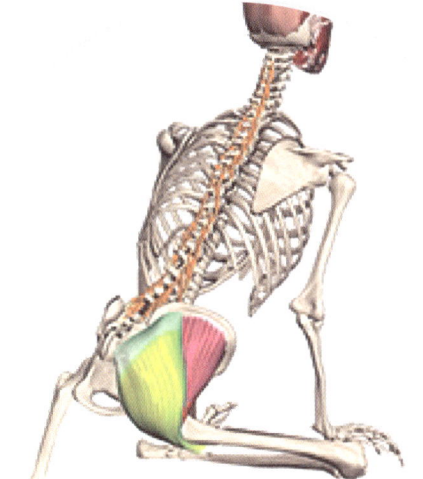

33 비둘기 자세 Pigeon

스트레칭법: 이미지 A
- 바닥에 앉아 엉덩관절을 다리 선과 직각으로 유지해 주세요.
- 앞쪽 다리 무릎을 직각으로 두세요.
- 뒤쪽 다리는 곧게 뻗어 주세요.
- 앞쪽 다리의 궁둥뼈를 바닥에 붙여 주세요.

재스트레칭법: 이미지 C
- 가슴 중앙부를 발 쪽으로 기울여 주세요.
- 파트너는 골반을 눌러 엉덩관절을 수평으로 유지시켜 주세요.

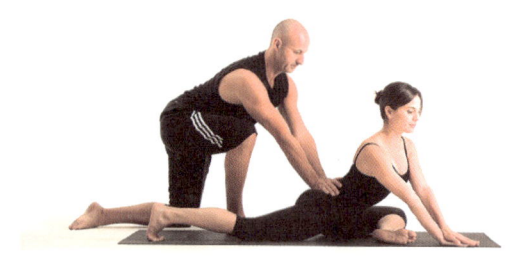

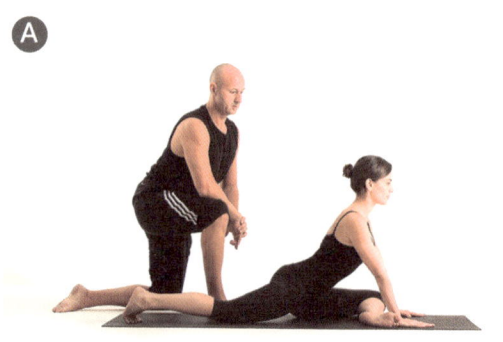

수축법: 이미지 B
- 앞쪽 다리를 바닥 쪽으로 눌러 주세요.

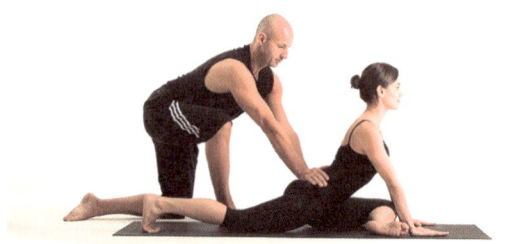

Major muscles stretched
주요 스트레칭 부위
- Gluteus medius 중간볼기근
- Portions of gluteus maximus 큰볼기근의 일부

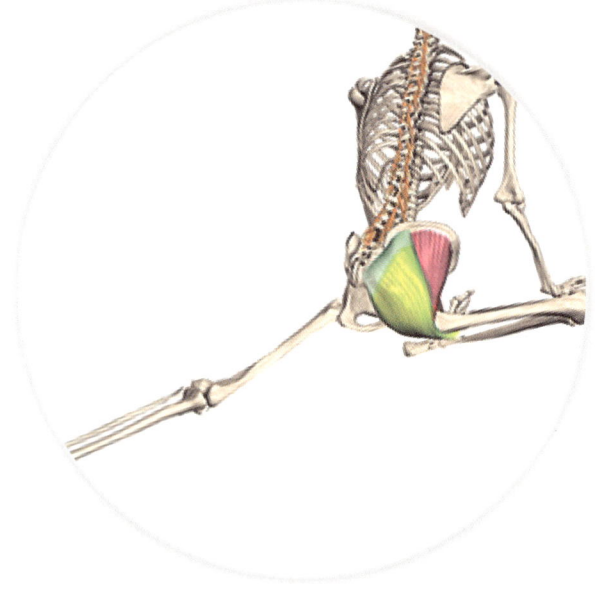

The Adductors
모음근

Chapter 5
제5장

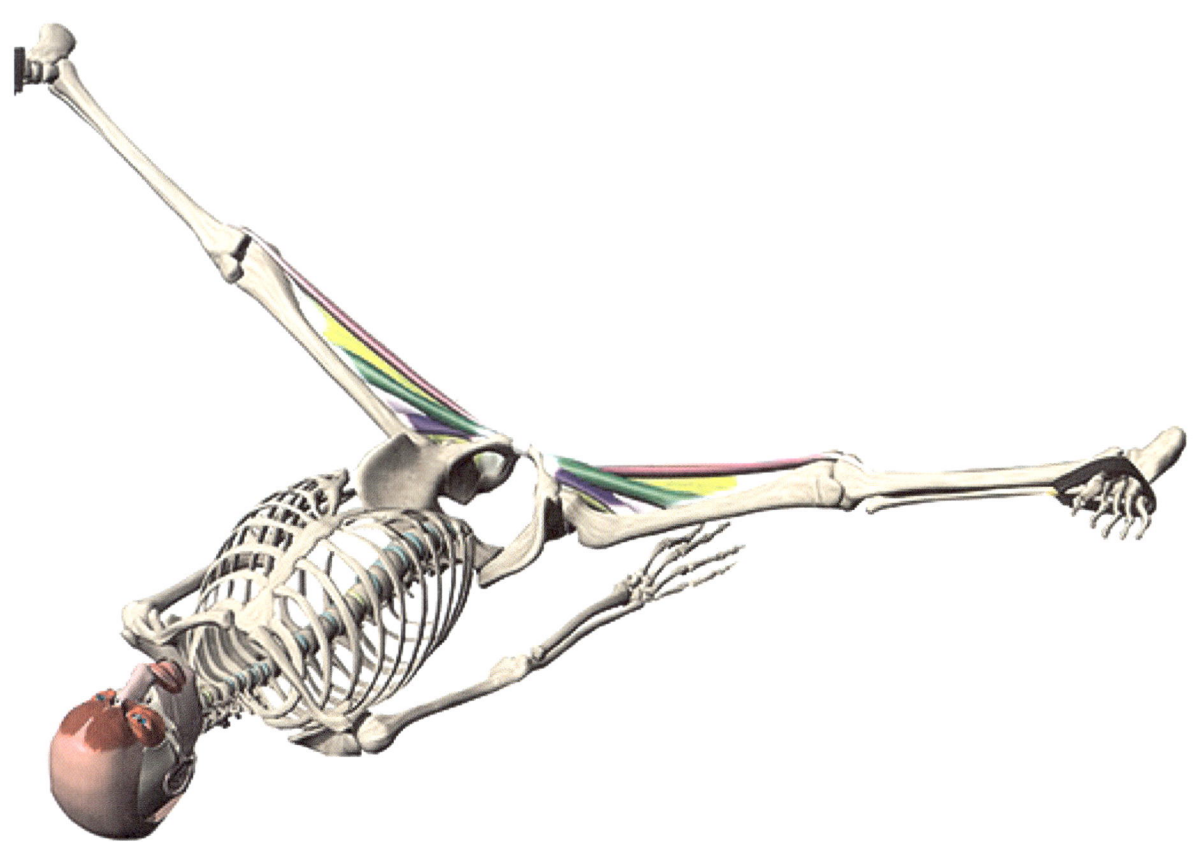

Chapter 5 Muscle Chart: Hip & Knee

엉덩관절(Hip)

Muscle	근육명		Flexion 굽힘	Extension 폄	adduction 모음	abduction 벌림	Internal rotation 안쪽돌림	External rotation 가쪽돌림
Gluteus maximus	큰볼기근	대둔근		●				●
Gluteus medius	중간볼기근	중둔근	●	●		●	●	●
Gluteus minumus	작은볼기근	소둔근	●	●		●	●	●
Tensor fascia lata	넙다리근막긴장근	대퇴근막장근	●			●		
Psoas major	큰허리근	대요근	●					●
Iliacus	엉덩근	장골근	●					●
Rectus femoris	넙다리곧은근	대퇴직근	●			●		
Sartorius	넙다리빗근	봉공근	●			●		●
Pectineus	두덩근	치골근	●		●			●
Adductor magnus	큰모음근	대내전근		●	●			
Adductor longus	긴모음근	장내전근	●		●			●
Adductor brevis	짧은모음근	단내전근	●		●			●
Gracilis	두덩정강근	대퇴박근	●		●			●
Piriformis	궁둥구멍근	이상근				●		●
Gemellus superior	위쌍둥이근	상쌍지근				●		●
Gemellus inferior	아래쌍둥이근	하쌍지근				●		●
Obturator internus	속폐쇄근	내폐쇄근				●		●
Obturator externus	바깥폐쇄근	외폐쇄근						●
Quadratus femoris	넙다리네갈래근	대퇴방형근			●		●	●
Semitendinosus	반힘줄모양근	반건양근		●			●	
Semimembranosus	반막모양근	반막양근		●			●	
Biceps femoris	넙다리두갈래근	대퇴이두근		●				●

무릎(Knee)

Muscle	근육명		Flexion 굽힘	Extension 폄	Internal rotation 안쪽돌림	External rotation 가쪽돌림
Vastus medialis	안쪽넓은근	내측광근		●		
Vastus lateralis	가쪽넓은근	외측광근		●		
Vastus intermedius	중간넓은근	중간광근		●		
Rectus femoris	넙다리곧은근	대퇴직근		●		
Sartorius	넙다리빗근	봉공근	●			●
Semitendinosus	반힘줄모양근	반건양근	●		●	
Semimembranosus	반막모양근	반막양근	●		●	
Biceps femoris	넙다리두갈래근	대퇴이두근	●			●
Gracilis	두덩정강근	대퇴박근	●		●	
Popliteus	오금근	슬와근	●			
Gastrocnemius	장딴지근	비복근	●			

34 개구리 자세 The Frog

스트레칭법: 이미지 A
- 무릎을 엉덩관절 아래에 두고 천천히 다리를 열어 주세요.
- 파트너는 엉치뼈를 가볍게 눌러 주세요.

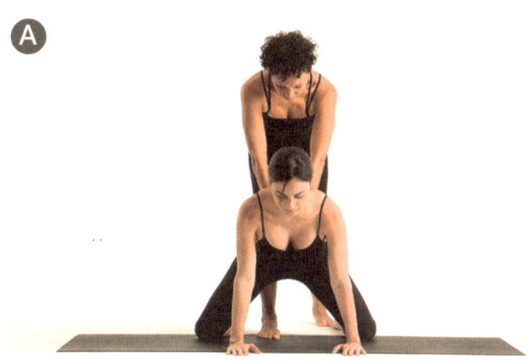

수축법: 이미지 B
- 팔꿈치를 바닥에 대고 편안한 수준까지 몸을 낮춰 주세요.
- 무릎이 모아지도록 눌러 주세요.

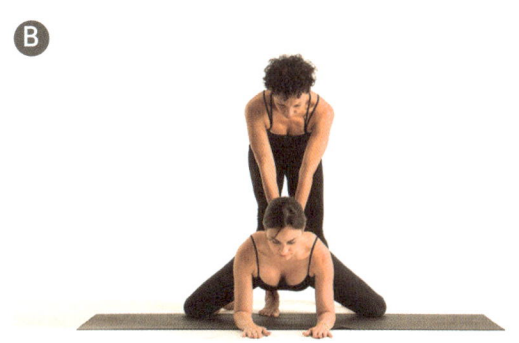

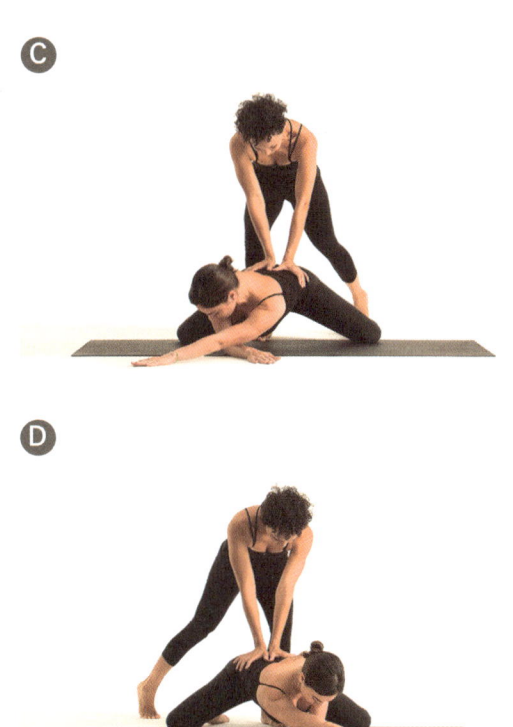

재스트레칭법: 이미지 C
- 무릎을 더 열어 주세요.
- 파트너는 체중을 더 실어 몸을 기울여 주세요.
- 방향을 번갈아 몸을 비틀어 주세요. (이미지 D)
- 엉덩관절을 앞으로 뒤로 기울여 스트레칭에 변화를 주세요.

Major muscles stretched 주요 스트레칭 부위
- Gracilis 두덩정강근
- Pectineus 두덩근
- Adductors brevis 짧은모음근
- Adductors longus 긴모음근

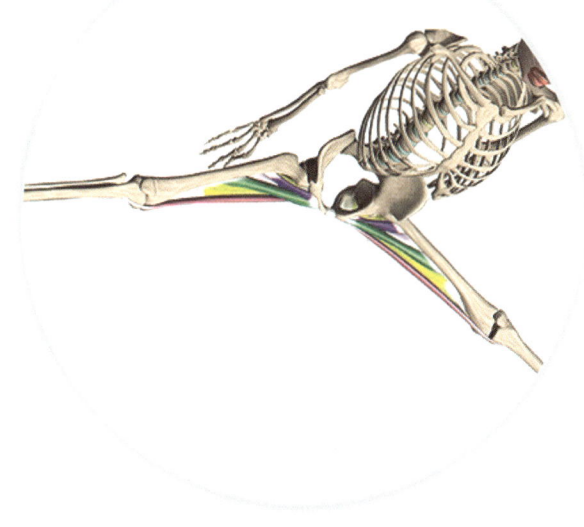

35 한 다리 구부리고 모음근 스트레칭 Kneeling Short Long

스트레칭법: 이미지 A
- 손과 다리에 체중을 고르게 실어 주세요.
- 한 번에 한 방향씩 몸을 기울여 주세요.
- 엉덩관절도 앞으로 뒤로 기울여 주세요.

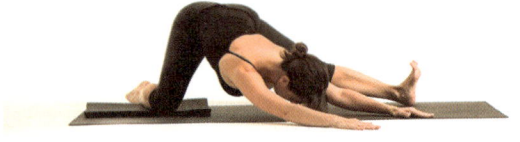

변형: 이미지 D
- 곧게 뻗은 다리를 바깥으로 돌려 뒤넙다리근을 강화해 주세요.

수축법: 이미지 B
- 팔꿈치를 바닥에 대고 가능한 수준까지 몸을 낮춰 주세요.
- 무릎과 발을 매트 쪽으로 눌러 주세요.

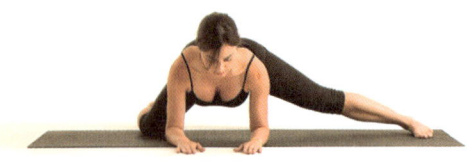

Major muscles stretched
주요 스트레칭 부위
- Gracilis 두덩정강근
- Pectineus 두덩근
- Adductors brevis 짧은모음근
- Adductors longus 긴모음근

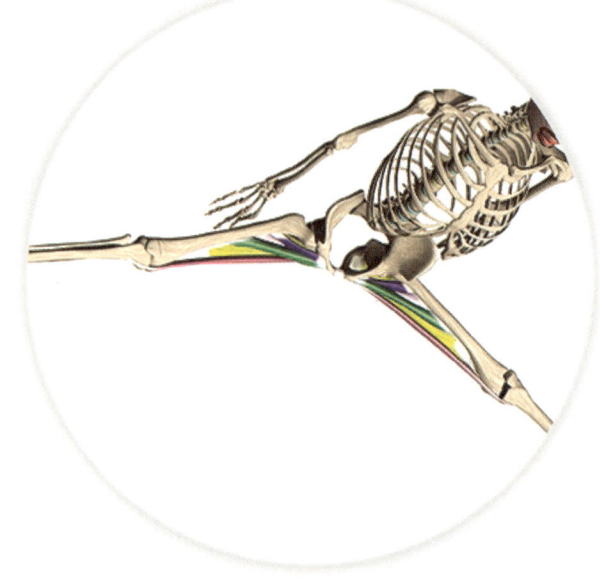

재스트레칭법: 이미지 C
- 다리를 더 벌려 주세요.
- 상체를 양쪽 다리 방향으로 비틀어 주세요. (이미지 C & D)

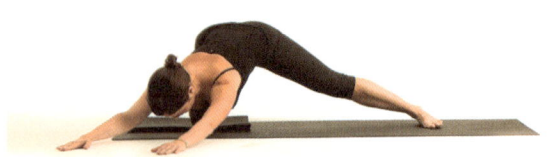

36 누워서 모음근 스트레칭 Lying Adductors

스트레칭법: 이미지 A
- 엉덩관절과 다리를 벽에 대 주세요.
- 서서히 다리를 벌려 주세요.
- 스트랩을 조금씩 당겨 주세요.

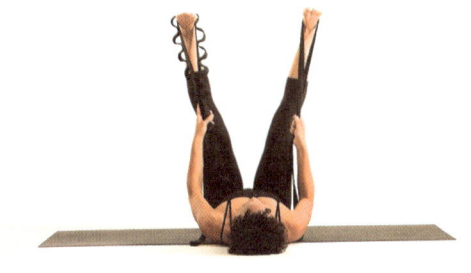

재스트레칭법: 이미지 C
- 천천히 다리를 벌려 주세요.
- 스트랩을 가볍게 당겨 주세요.

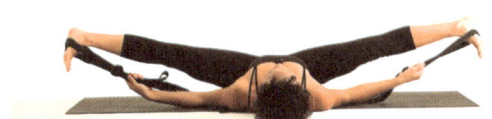

수축법: 이미지 B
- 넙다리네갈래근에 힘을 주세요.
- 다리가 모아지게 눌러 주세요.
- 스트랩으로 다리를 움직이지 못하게 붙잡아 주세요.

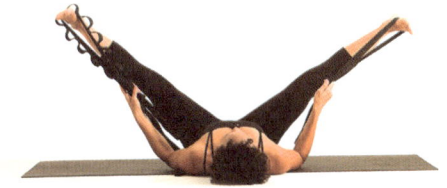

Major muscles stretched
주요 스트레칭 부위
- Gracilis 두덩정강근
- Pectineus 두덩근
- Adductors brevis 짧은모음근
- Adductors longus 긴모음근

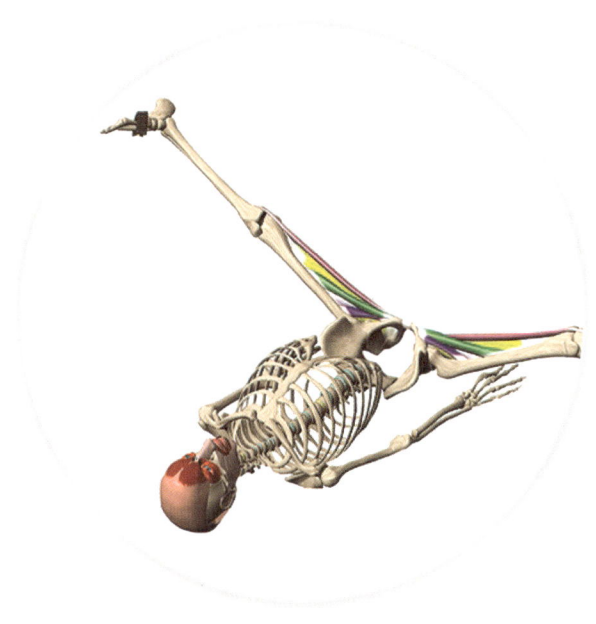

37 파트너와 함께 앉아서 모음근 스트레칭
Seated Partner Adductors

스트레칭법: 이미지 A
- 기구의 밑부분에 등을 대고 앉아 주세요.
- 골반에 힘을 빼 주세요.
- 양쪽 발을 붙여 주세요.
- 파트너는 양쪽 발을 가볍게 허벅지 위에 올려놓아 주세요.

수축법: 이미지 A
- 파트너의 발 쪽으로 허벅지를 밀어 올려 주세요.

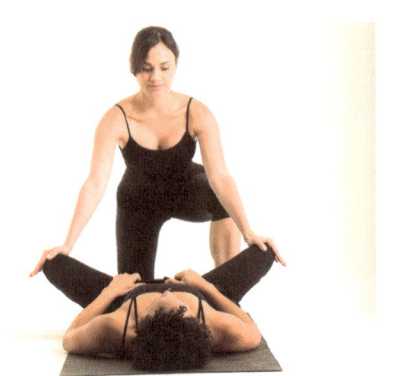

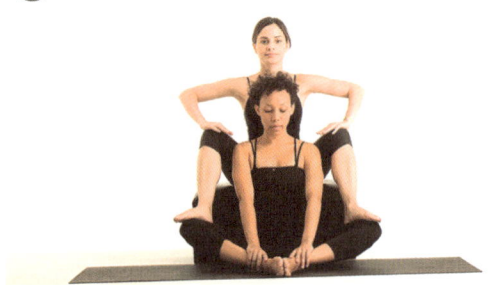

Major muscles stretched
주요 스트레칭 부위
- Gracilis 두덩정강근
- Pectineus 두덩근
- Adductors brevis 짧은모음근
- Adductors longus 긴모음근

재스트레칭법: 이미지 B
- 허벅지 쪽으로 눌러 주세요.

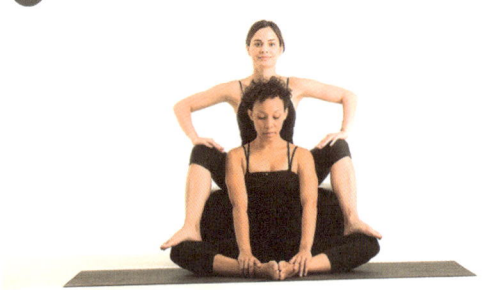

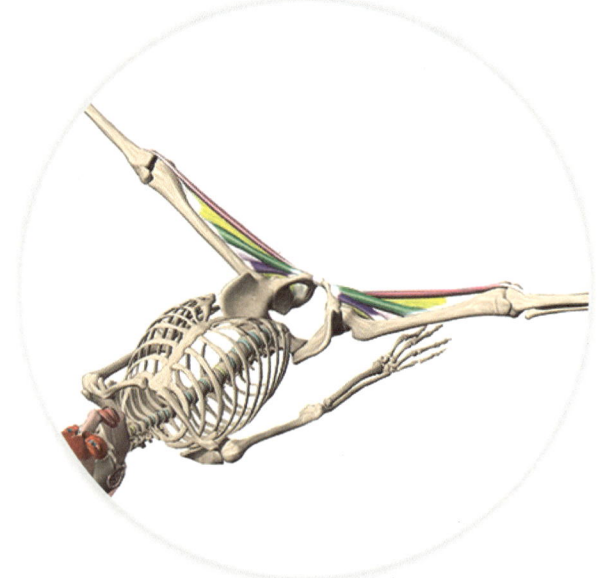

대체 자세
다음의 사항 외 상기 내용과 동일:
- 파트너는 발 대신 손을 사용해 주세요.
- 수련자는 척추에 힘을 빼고 바닥에 누워 주세요.

38 다리 구부리고 앉아서 스플릿 자세 Seated Bent Leg Split

스트레칭법: 이미지 A
- 다리를 벌려 주세요.
- 무릎은 구부린 상태를 유지해 주세요.

수축법: 이미지 A
- 발뒤꿈치를 바닥 쪽으로 눌러 주세요.
- 허벅지를 팔과 몸의 중심부 쪽으로 눌러 주세요.

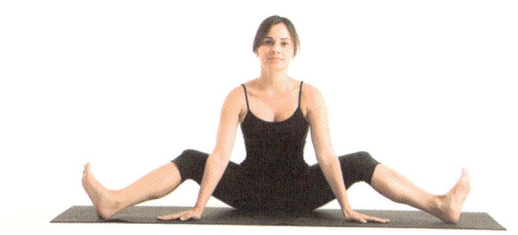

재스트레칭법: 이미지 B
- 서서히 다리를 곧게 뻗어 주세요.
- 다리는 계속 벌려 주세요.
- 허리 하부를 폄(신전)시켜 주세요.(이미지 없음)

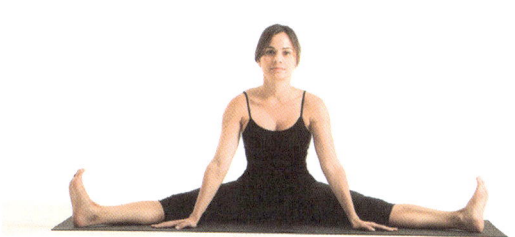

Major muscles stretched
주요 스트레칭 부위
- Gracilis 두덩정강근
- Pectineus 두덩근
- Adductors brevis 짧은모음근
- Adductors longus 긴모음근

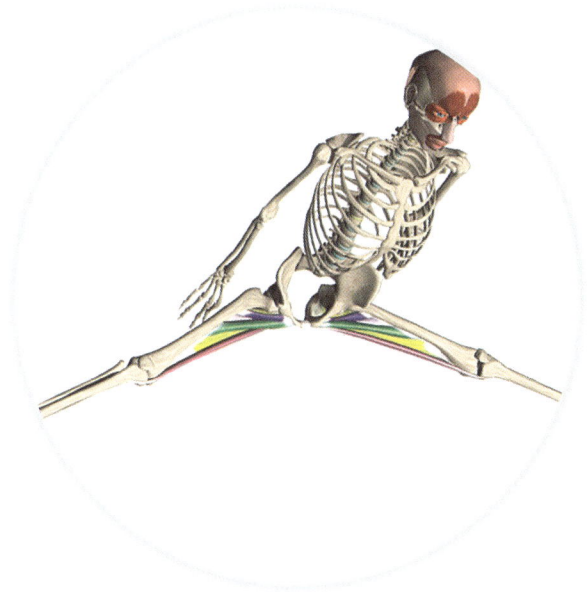

The Trunk
몸통

Chapter 6
제6장

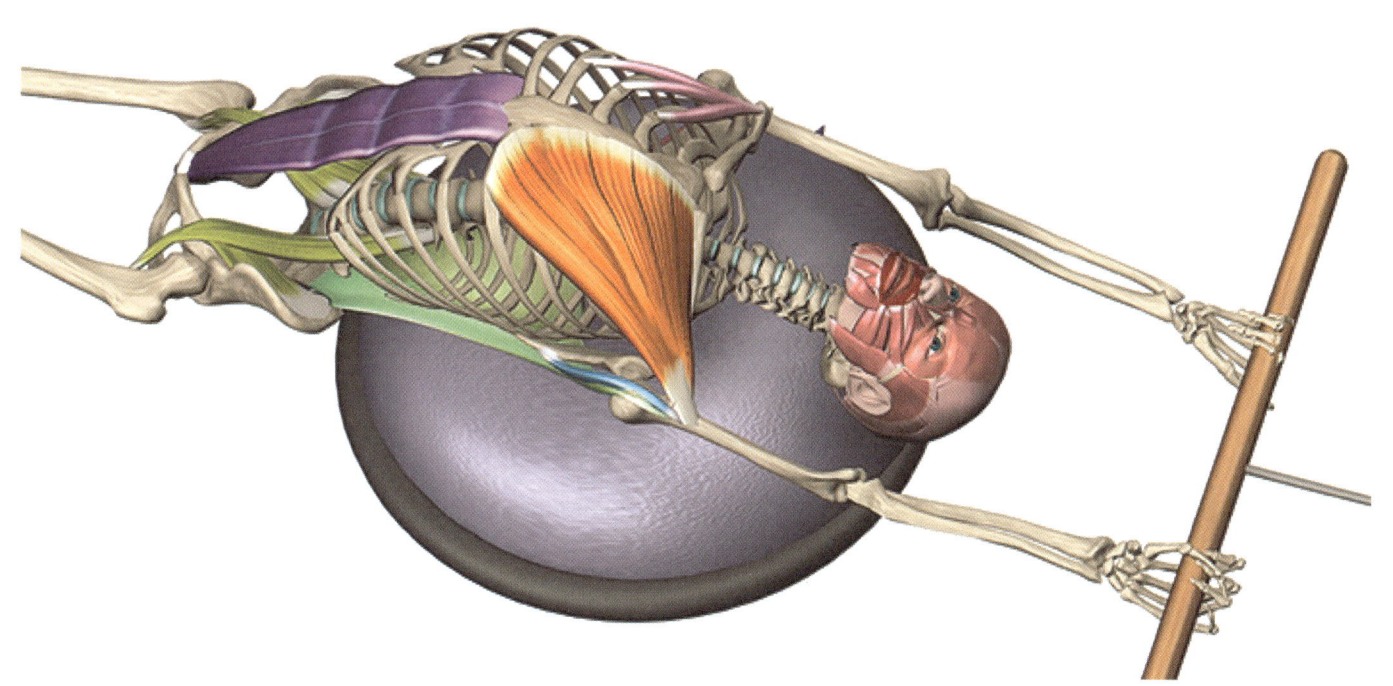

"If your spine is stiff at 30, you are old. If it is flexible at 60, you are young."
- Joe Pilates

"30대여도 척추가 뻣뻣하다면 늙은 것이고, 60대여도 유연하다면 젊은 것이다."
- 조셉 필라테스

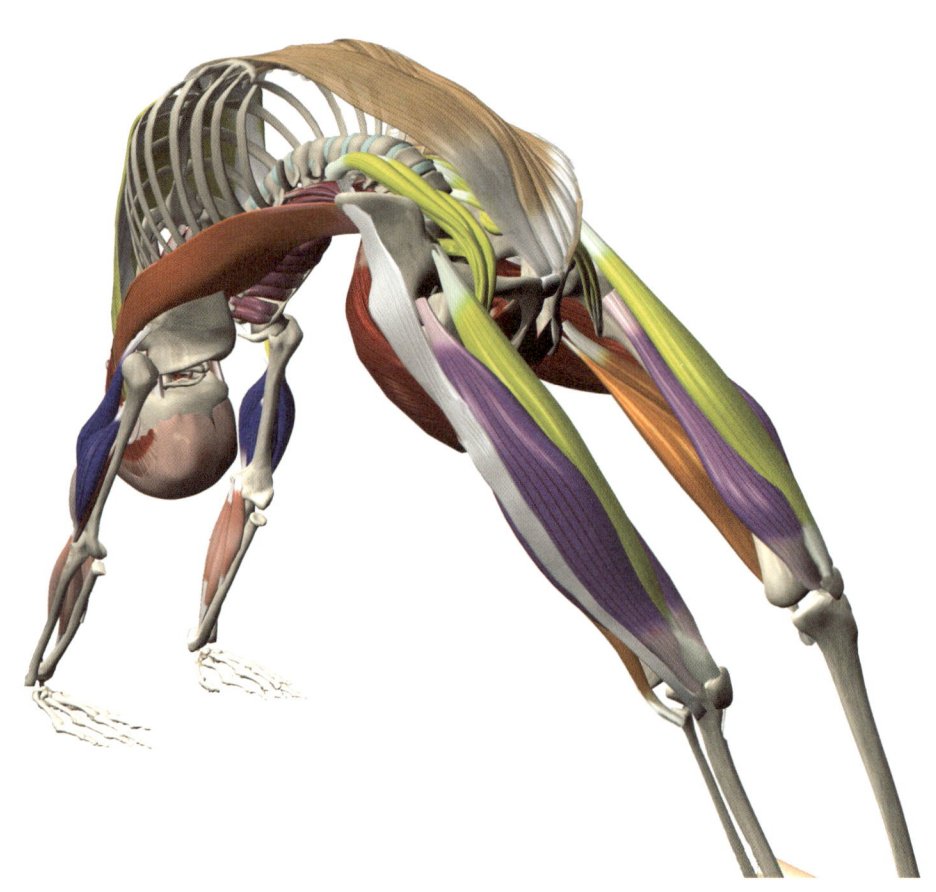

본 장은 척추의 여러 움직임을 기준으로 구성되어 있습니다. 굽힘(굴곡, Flexion) 또는 포워드 밴딩(forward bending)도 있고, 반대 움직임인 폄(신전, extension) 혹은 백 밴딩(back bending)도 있으며, 돌림(회전, rotation)이나 비틀기(twisting), 그리고 옆굽힘(측면굴곡, lateral flexion) 또는 사이드 밴딩(side bending)도 있습니다. 이러한 움직임과 그 조합은 여러분의 일상 생활의 필수적인 움직임이며, 건강한 척추를 위해서는 반드시 관리되어야만 합니다.

각 섹션당 최소 한 가지의 스트레칭을 여러분의 운동에 반영해 주시길 바랍니다.

Chapter 6 Muscle Chart: Trunk

몸통(Trunk)

Muscle	근육명		Flexion 굽힘	Extension 폄	Lateral flexion 옆굽힘	Rotation 돌림
External oblique	배바깥빗근	외복사근	●		●	●
Internal oblique	배속빗근	내복사근	●		●	●
Rectus abdominis	배곧은근	복직근	●			
Spinalis thoracis	등가시근	흉극근		●		
Lateral intertransversi	가쪽 가로돌기사이근	외측 횡돌기간근			●	
Interspinalis	가시사이근	극간근		●		
Longissimus thoracis	등가장긴근	흉최장근		●		
Iliocostalis lumborum	허리엉덩갈비근	요장늑근		●		
Multifidus	뭇갈래근	다열근		●		
Rotatores	돌림근	회선근		●		●
Quadratus lumborum	허리네모근	요방형근		●	●	
Psoas major	큰허리근	대요근	●		●	
Iliacus	엉덩근	장골근	●		●	

39 액셀러레이터 자세 The Accelerator

FLEXION 굽힘

스트레칭법: 이미지 A
- 팔을 허벅지 아래로 둘러 손목을 잡아 주세요.
- 골반을 뒤로 말아 주세요. (뒤로 젖히기)
- 척추 전체를 둥글게 구부려 주세요.
- 복부에 힘을 주세요.

수축법: 이미지 A
- 양쪽 어깨뼈를 당겨 주세요.

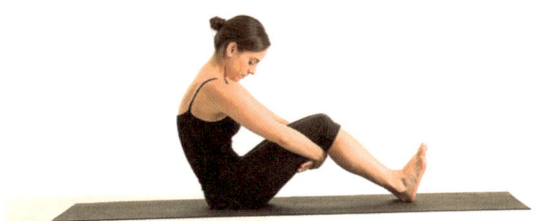

재스트레칭법: 이미지 B
- 한쪽 발뒤꿈치를 밀어 다리를 벌려 주세요.
- 머리를 반대편 어깨 쪽으로 기울여 주세요.
- 반대쪽 다리로도 동일하게 실시해 주세요.

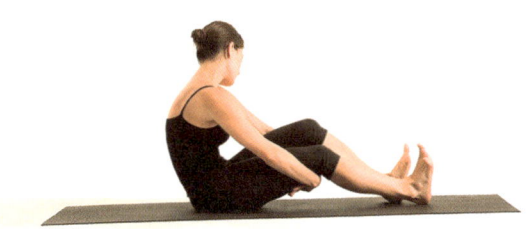

Major muscles stretched
주요 스트레칭 부위
- Middle trapezius 중간등세모근
- Rhomboids 마름근
- Levator scapula 어깨올림근

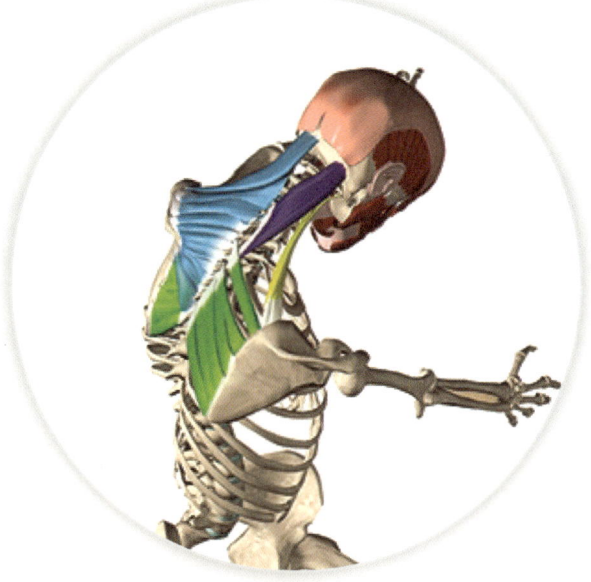

Major muscles stretched
주요 스트레칭 부위
- Rhomboids 마름근
- Middle trapezius 중간등세모근
- Posterior deltoid 뒤어깨세모근

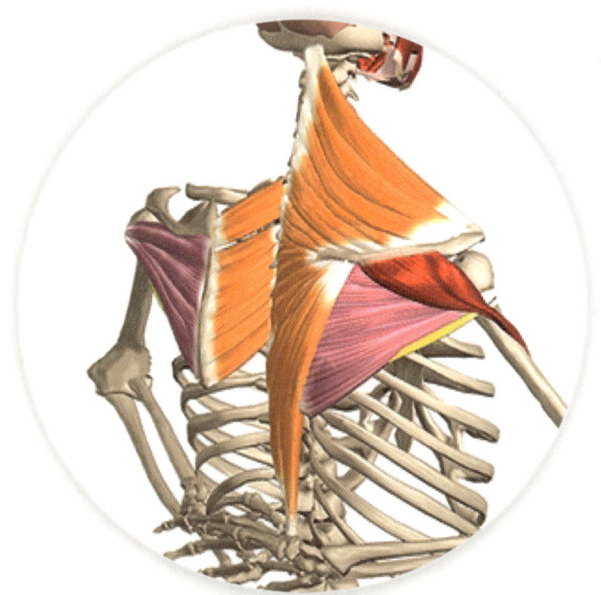

40 매달린 자세 The Dangler

FLEXION 굽힘

스트레칭법: 이미지 A
- 두덩뼈가 기구의 가장자리 바깥에 놓이게끔 기구에 걸쳐 엎드려 주세요.
- 머리와 무릎을 완전히 떨어뜨려 주세요.
- 깊이 복식 호흡해 주세요.

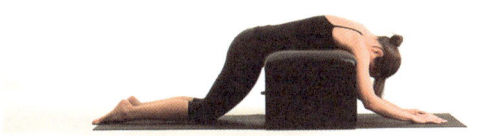

수축법: 이미지 B
- 다리와 머리, 등 상부를 천장 쪽으로 밀어 올린다고 상상해 주세요.

재스트레칭법: 이미지 B
- 엉덩관절과 머리를 바닥 쪽으로 떨어지게 해 주세요.
- 다리는 최대한 떠 있을 수 있도록 해 주세요.

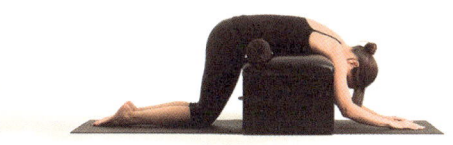

이미지 C
- 바닥에 닿지 않을수록 효과가 더욱 커집니다.
- 내용은 위와 동일합니다.

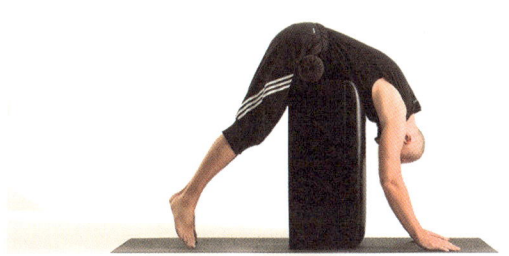

파트너 변형: 이미지 D
- 다리와 상체가 매달려 있을 수 있게 해 주세요.
- 파트너가 누르는 반대 방향으로 골반과 가슴을 밀어 올리면서 수축해 주세요.
- 더 매달려 있으며 재스트레칭해 주세요.
- 깊이 복식 호흡하시는 것이 중요합니다.

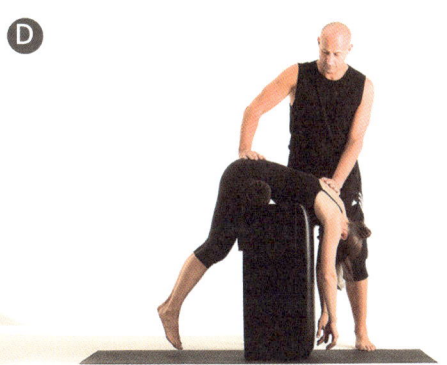

Major muscles stretched 주요 스트레칭 부위
- Erector spinae 척추세움근
- Rhomboids 마름근

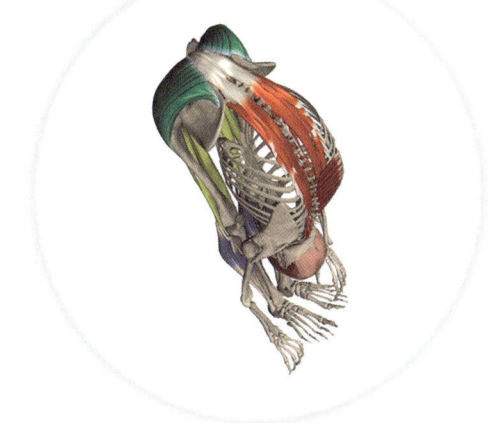

41 고양이 자세 The Cat

FLEXION 굽힘

준비방법: 이미지 A

- 척추에 힘을 빼고 자세를 잡으세요.
- 어깨뼈를 늑골과 평평하게 유지하여 어깨를 지탱해 주세요.

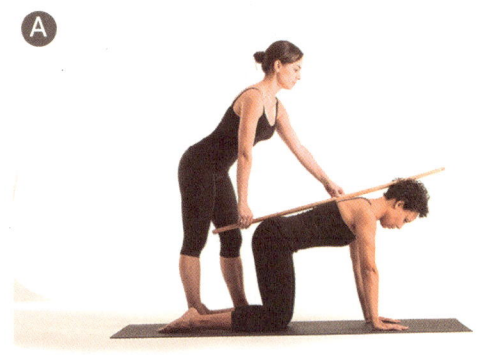

수축법: 이미지 B

- 엉덩이를 아래쪽으로 밀어 넣어 주세요.
- 배근육을 수축시켜 주세요.
- 턱을 가슴 쪽으로 당겨 주세요.
- 손을 바깥쪽으로 밀어 어깨뼈 사이를 스트레칭해 주세요.
- 손을 무릎 반대쪽으로 밀어 등세모근 상부를 스트레칭해 주세요.

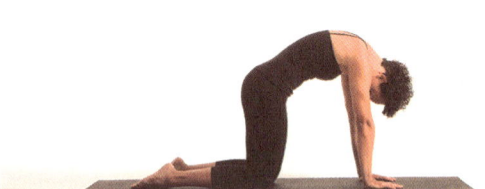

Major muscles stretched
주요 스트레칭 부위

- Erector spinae 척추세움근
- Rhomboids 마름근

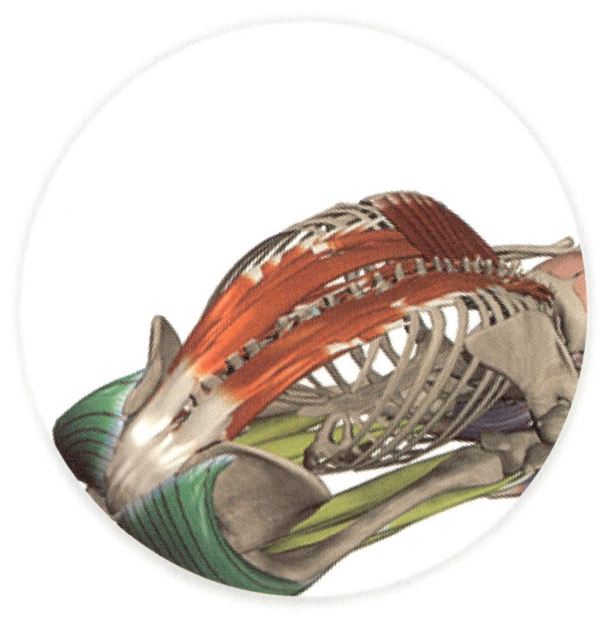

42 뒤넙다리근과 척추 콤보 스트레칭 Hamstring Spine Combo

FLEXION 굽힘

스트레칭법: 이미지 A
- 한쪽 무릎을 구부리고 같은 방향 바깥쪽으로 떨어뜨려 주세요.
- 반대쪽 발을 움켜잡고 다리를 POT 쪽으로 뻗어 주세요.
- 파트너는 골반을 제자리 쪽으로 눌러 주세요.

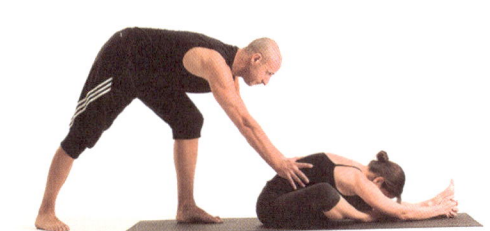

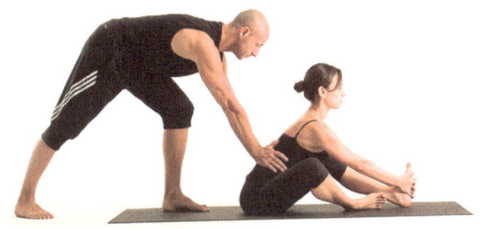

수축법: 이미지 B
- 발뒤꿈치를 바닥 쪽으로 눌러 주세요.
- 발앞꿈치를 손 쪽으로 눌러 주세요.

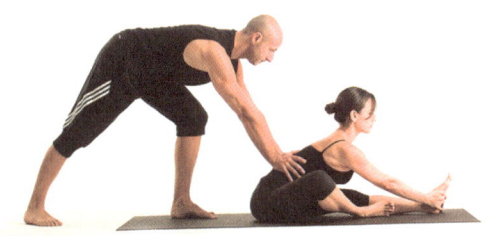

Major muscles stretched
주요 스트레칭 부위
- Hamstrings 뒤넙다리근
- Calves 종아리
- Erector spinae 척추세움근
- Gluteus maximus 큰볼기근

재스트레칭법: 이미지 C
- 가능한 만큼 다리를 곧게 뻗어 주세요.
- 파트너는 골반을 최대한 앞쪽으로 말아 주세요.
- 가슴과 머리를 다리 쪽으로 낮춰 주세요.

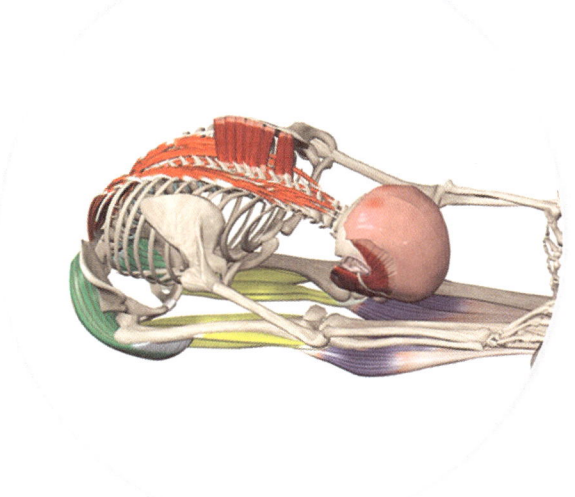

109

43 보수를 활용한 백 밴드 자세 BOSU Back Bend

EXTENSION 폄

스트레칭법: 이미지 A
- 막대를 움켜잡고 BOSU 위에 머리를 받쳐 바로 누워 주세요.
- 파트너는 막대를 가볍게 뒤쪽으로, 아래로 당겨 주세요.
- 다른 파트너는 허벅지 상부를 가볍게 눌러 주세요.
- 골반은 바닥 쪽으로 내려앉게 해 주세요.

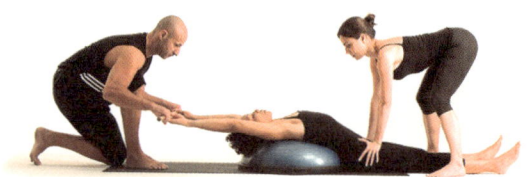

수축법: 이미지 B
- 팔과 허벅지를 천장 쪽으로 5초간 밀어 올려 주세요.
- 막대를 머리 쪽으로 5초간 당겨 주세요.

재스트레칭법: 이미지 B
- 골반을 바닥 쪽으로 늘어뜨려 주세요.
- 팔을 뒤쪽으로, 아래로 당겨 주세요.

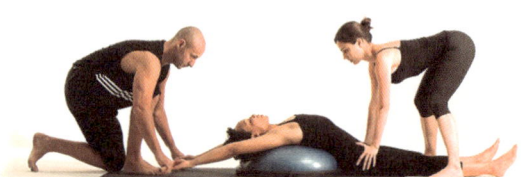

팔 포지션 대체: 이미지 C
- 손을 마주 잡고 팔꿈치를 구부려 주세요.
- 팔꿈치를 뒤쪽으로, 아래로 당겨 주세요.
- 이미지 A의 자세가 어깨 관절에 부담이 된다면 이 방법을 실시해 주세요.

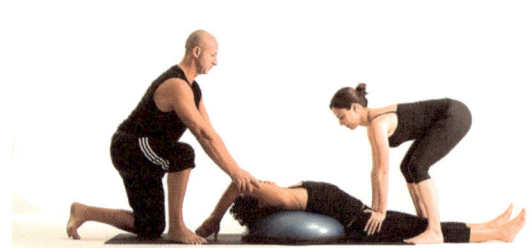

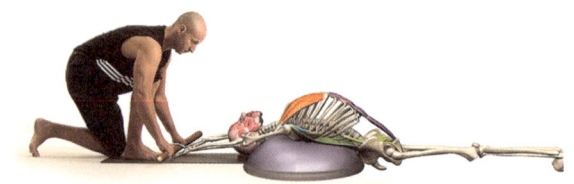

변형: 이미지 D
- 막대의 한쪽 끝을 수평으로 당겨 넓은등근을 강화해 주세요.

Major muscles stretched 주요 스트레칭 부위
- Abdominals 배근육
- Pectorals 가슴근
- Latissimus dorsi 넓은등근
- Teres major 큰원근

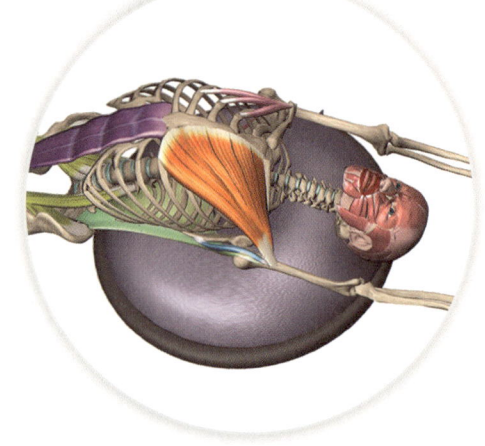

44 코브라 자세 The Cobra

EXTENSION 폄

스트레칭법: 이미지 A
- 허리 하부와 볼기근에 힘을 빼 주세요.
- 팔꿈치를 몸 쪽으로 끌어당기고 가슴을 들어 올려 주세요.

수축법: 이미지 A
- 팔과 다리를 바닥 쪽으로 눌러 주세요.

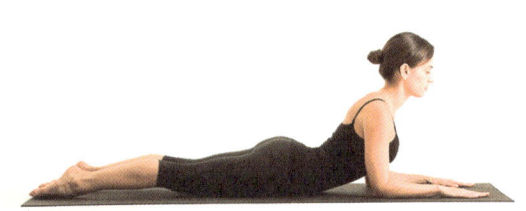

재스트레칭법: 이미지 B
- 손을 매트 너비보다 넓게 짚어 주세요.
- 허리 하부 근육에 힘을 빼 주세요.
- 팔을 곧게 뻗어 가슴을 들어 올려 주세요.

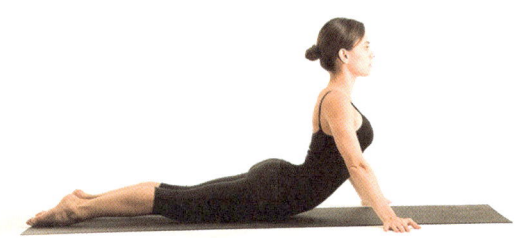

중급 변형: 이미지 C
- 가슴을 낮추고 매트 위로 손을 좁게 짚어 주세요.
- 팔을 곧게 뻗고 팔꿈치를 고정해 주세요.
- 힘을 빼고 어깨 사이에 척추를 늘어뜨려 주세요.
- 깊이 복식 호흡해 주세요.

상급 변형: 이미지 D
- 손을 어깨 아래로 엉덩관절 가까이 짚어 주세요.
- 다리와 척추 근육을 수축시켜 무릎과 엉덩관절을 들어 올려 주세요.
- 배근육을 수축시켜 척추를 뒤쪽으로 구부려 주세요.

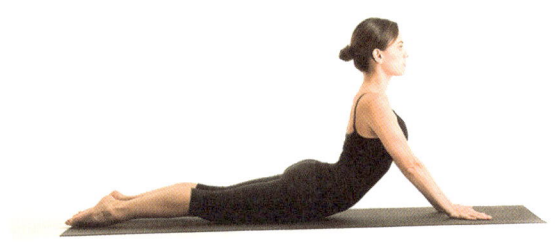

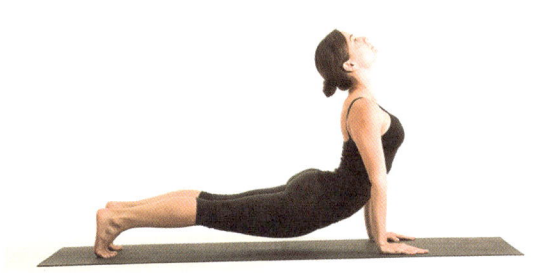

Major muscles stretched 주요 스트레칭 부위
- Abdominals 배근육
- Hip flexors 엉덩관절굽힘근
- SCM 목빗근

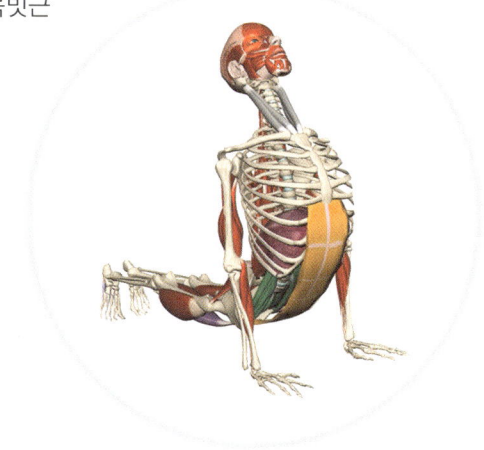

111

45 박스를 활용한 바퀴 자세 Box Wheel

EXTENSION 폄

준비방법: 이미지 A
- 발을 기구 위에 올리고 허벅지를 직각으로 유지해 주세요.
- 손가락이 어깨를 향하게끔 어깨 아래 바닥을 짚어 주세요.

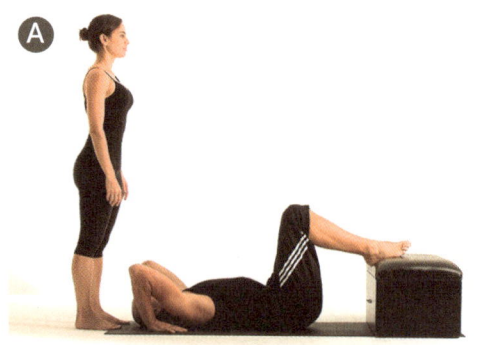

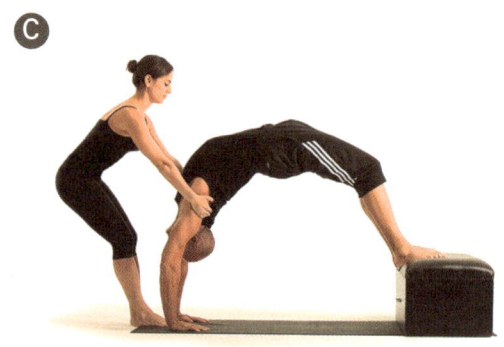

스트레칭법: 이미지 B
- 손과 발을 바닥 쪽으로 밀어 주세요.
- 정수리가 바닥에 닿게 몸을 들어 올려 주세요.
- 파트너는 어깨를 움켜잡아 주세요.

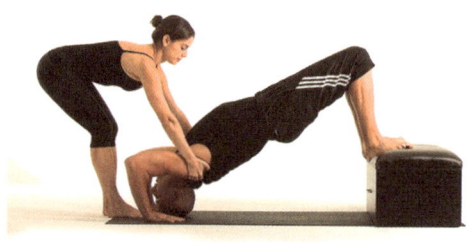

스트레칭법: 이미지 C
- 최종 자세까지 밀어 올려 주세요.
- 팔을 곧게 뻗어 주세요.
- 파트너는 가슴을 손 위로 당겨 주세요.

Major muscles stretched
주요 스트레칭 부위
- Pectorals 가슴근
- Hip flexors 엉덩관절굽힘근
- Latissimus dorsi 넓은등근
- Abdominals 배근육

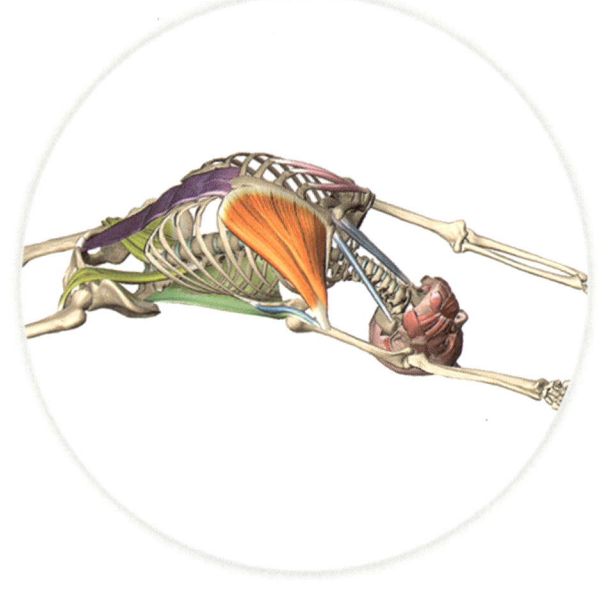

46 바닥에서 하는 바퀴 자세 Floor Wheel

EXTENSION 폄

준비방법: 이미지 A

- 엉치뼈와 어깨를 기구 가장자리 부근에 두고 기구 위로 누워 손가락이 기구를 향하게끔 바닥을 짚어 주세요.

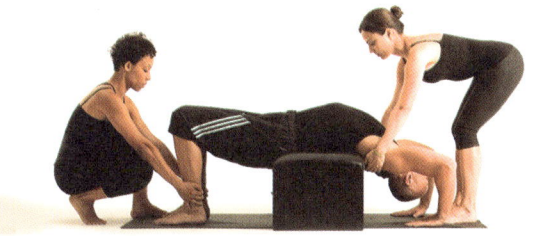

스트레칭법: 이미지 B

- 손과 발을 바닥 쪽으로 밀어 가슴과 엉덩관절을 들어 올려 주세요.
- 손과 발의 거리를 좁혀 나가 주세요. (이미지 없음)

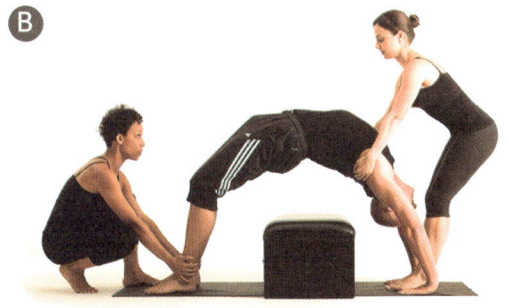

Major muscles stretched
주요 스트레칭 부위

- Pectorals 가슴근
- Hip flexors 엉덩관절굽힘근
- Latissimus dorsi 넓은등근
- Abdominals 배근육
- SCM 목빗근

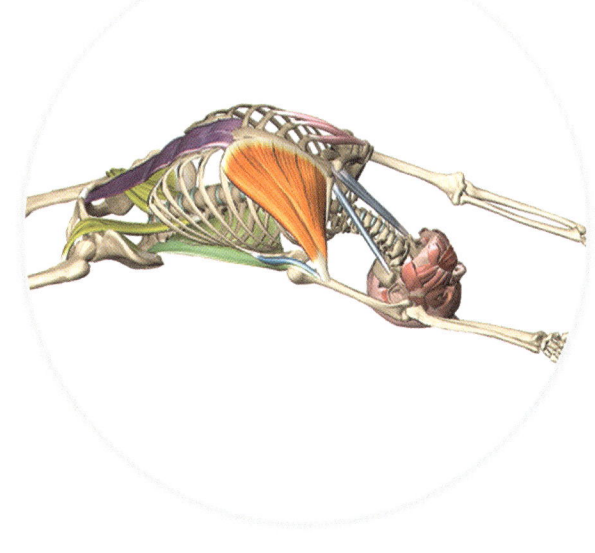

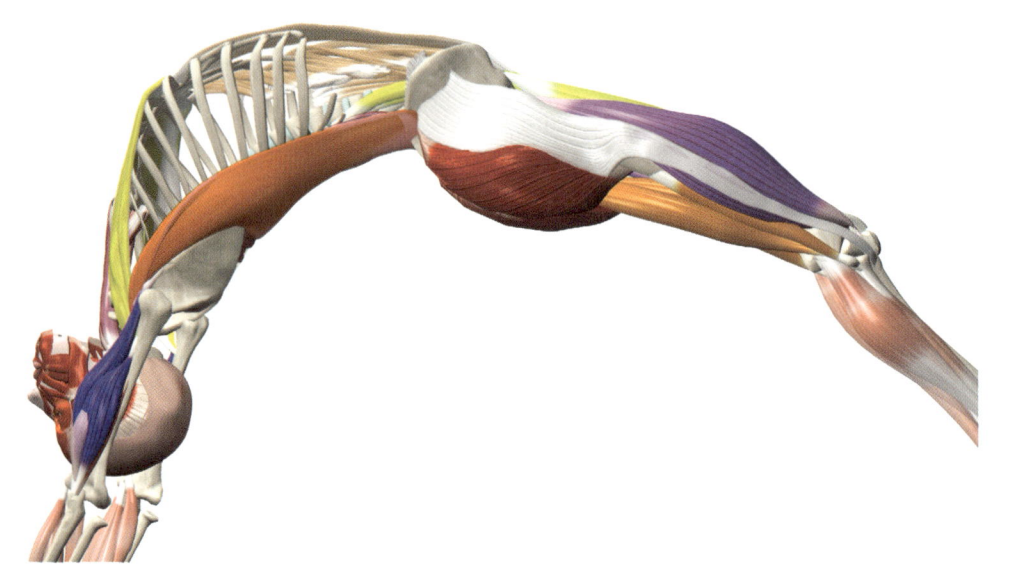

본 스트레칭은 강도가 높은 근력 운동으로, 몸이 이루는 곡선의 안쪽 근육들의 힘이 이 자세를 지탱해 주고 있습니다. 뒤넙다리근, 큰볼기근, 그리고 위팔세갈래근이 수축하고 있는 것을 확인하실 수 있습니다. 곡선의 바깥쪽 즉, 몸의 앞면에서는 엉덩허리근, 넙다리곧은근, 배곧은근, 그리고 큰가슴근이 스트레칭되고 있습니다.

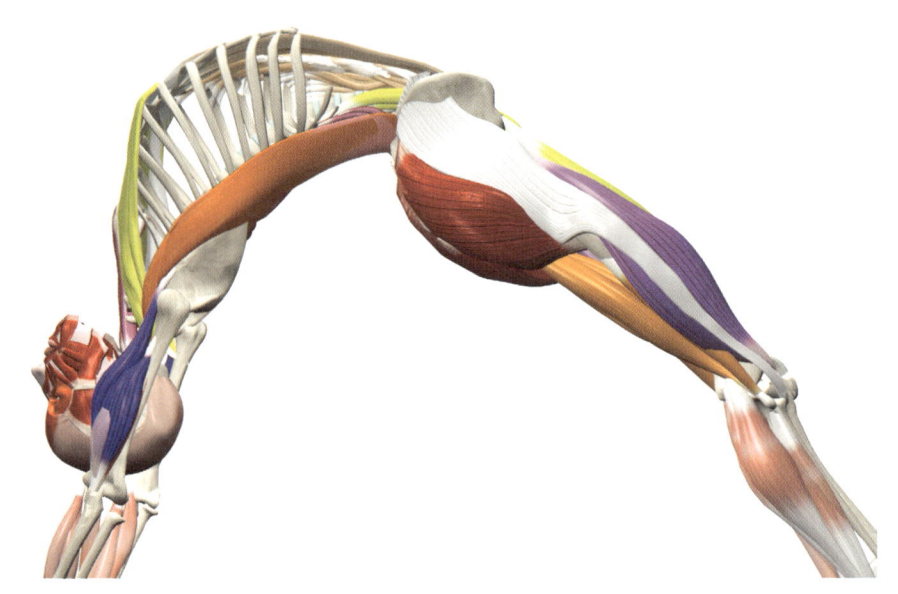

47 앉아서 회전하기 Seated Rotation

ROTATION 돌림

스트레칭법: 이미지 A
- 기구 위에 앉아 어깨를 돌려 주세요.
- 어깨뼈를 당겨 주세요.

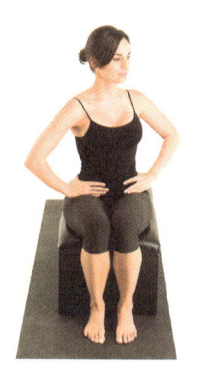

재스트레칭법: 이미지 C
- 바르게 앉아 어깨를 스트레칭 방향으로 더 돌려 주세요.
- 파트너는 회전을 보조해 주세요.
- 골반에 힘을 빼 주세요.

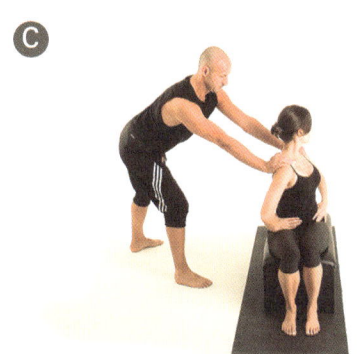

수축법: 이미지 B
- 파트너는 한 손을 어깨 뒤쪽에, 나머지 손을 어깨 앞쪽에 대 주세요.
- 파트너가 붙드는 반대 방향으로 어깨를 원래 위치로 되돌리려 해 주세요.

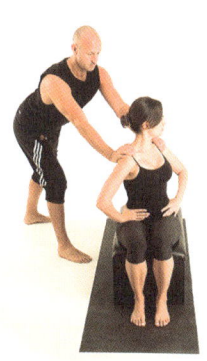

Major muscles stretched
주요 스트레칭 부위

- Pectorals 가슴근
- Oblique abdominals 배빗근
- Deep spinal rotators 깊은척추돌림근

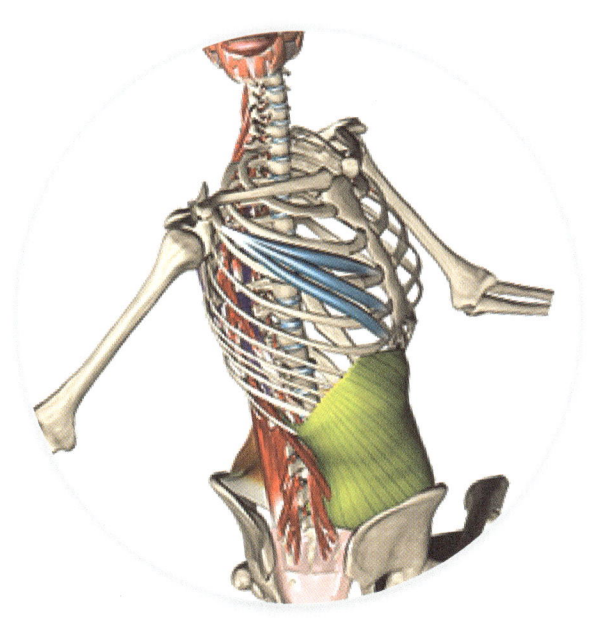

48 누워서 회전하기 Lying Rotation

ROTATION 돌림

준비방법: 이미지 A & C
- 매트 중앙에 누워 주세요.
- 손이 머리 높이 또는 그 위로 올 수 있도록 한쪽 팔을 뻗어 주세요.

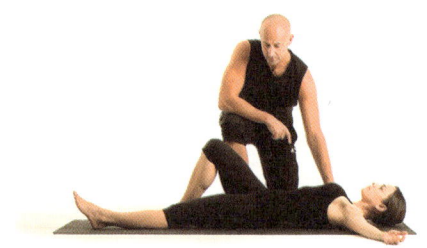

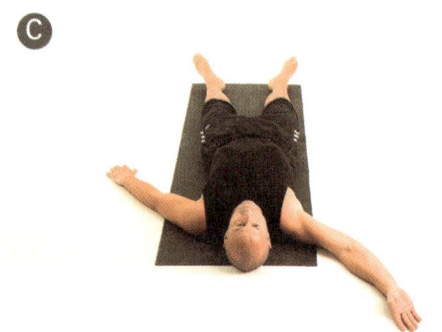

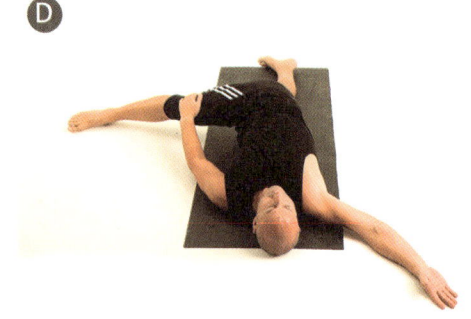

스트레칭법: 이미지 B & D
- 반대쪽 엉덩관절을 매트 중앙으로 옮겨 주세요.
- 뻗은 팔 반대 방향으로 골반을 돌려 주세요.
- 아래쪽 다리는 곧게 뻗어 주세요.
- 위쪽 다리를 바닥 쪽으로 떨어뜨려 주세요.

수축법: 이미지 B & D
- 팔과 어깨를 위로 뻗어 주세요.
- 엉덩관절을 파트너의 손 쪽으로 밀어 주세요.

재스트레칭법: 이미지 B & D
- 팔과 어깨를 바닥 쪽으로 눌러 주세요.
- 반대쪽 다리를 바닥 쪽으로 떨어뜨려 주세요.
- 위쪽 엉덩관절을 더 돌려 주세요.

Major muscles stretched
주요 스트레칭 부위
- Pectorals 가슴근
- Oblique abdominals 배빗근
- Hip abductors/deep rotators 엉덩관절모음근/깊은돌림근

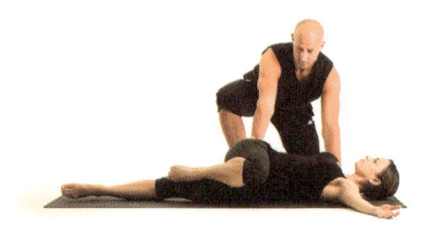

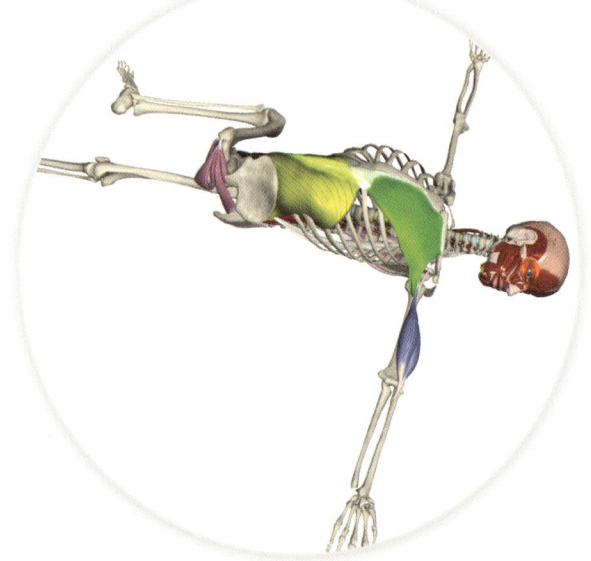

달콤한 이 동작으로 배빗근, 엉덩관절깊은돌림근, 큰가슴근, 위팔두갈래근이 스트레칭될 것입니다.

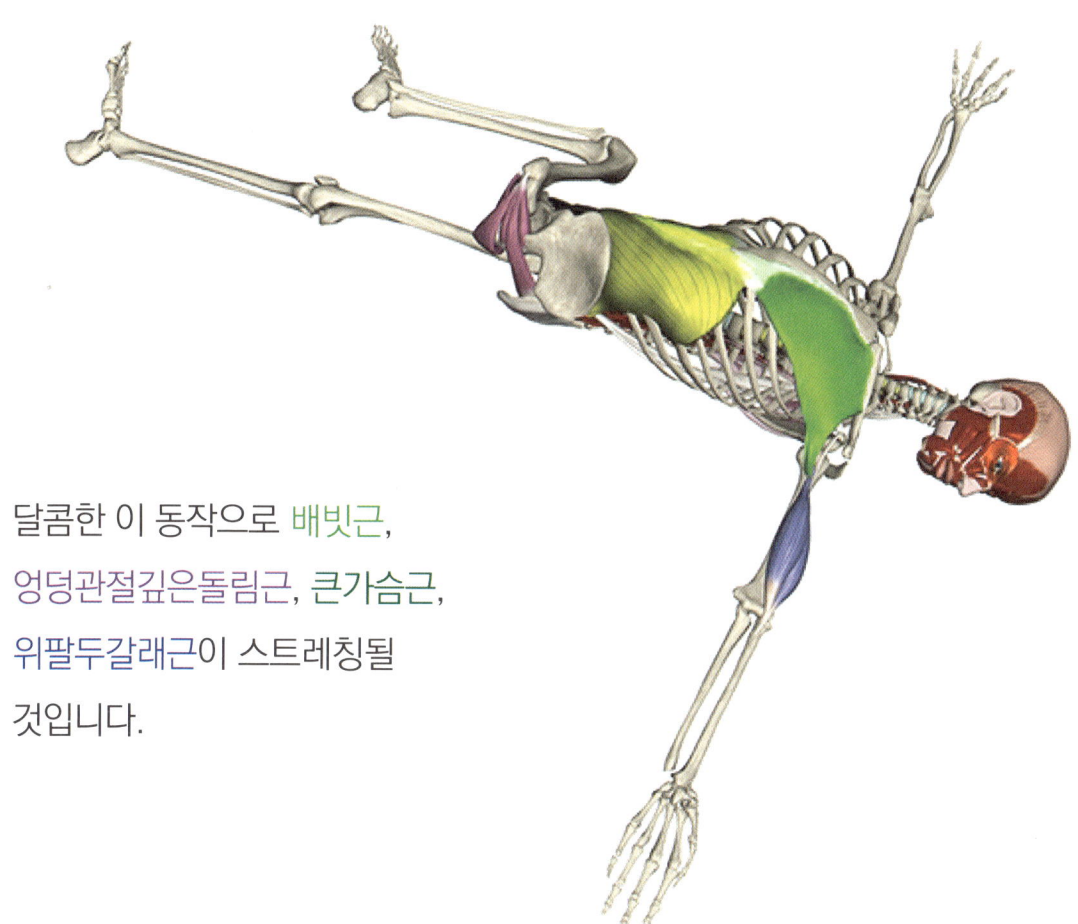

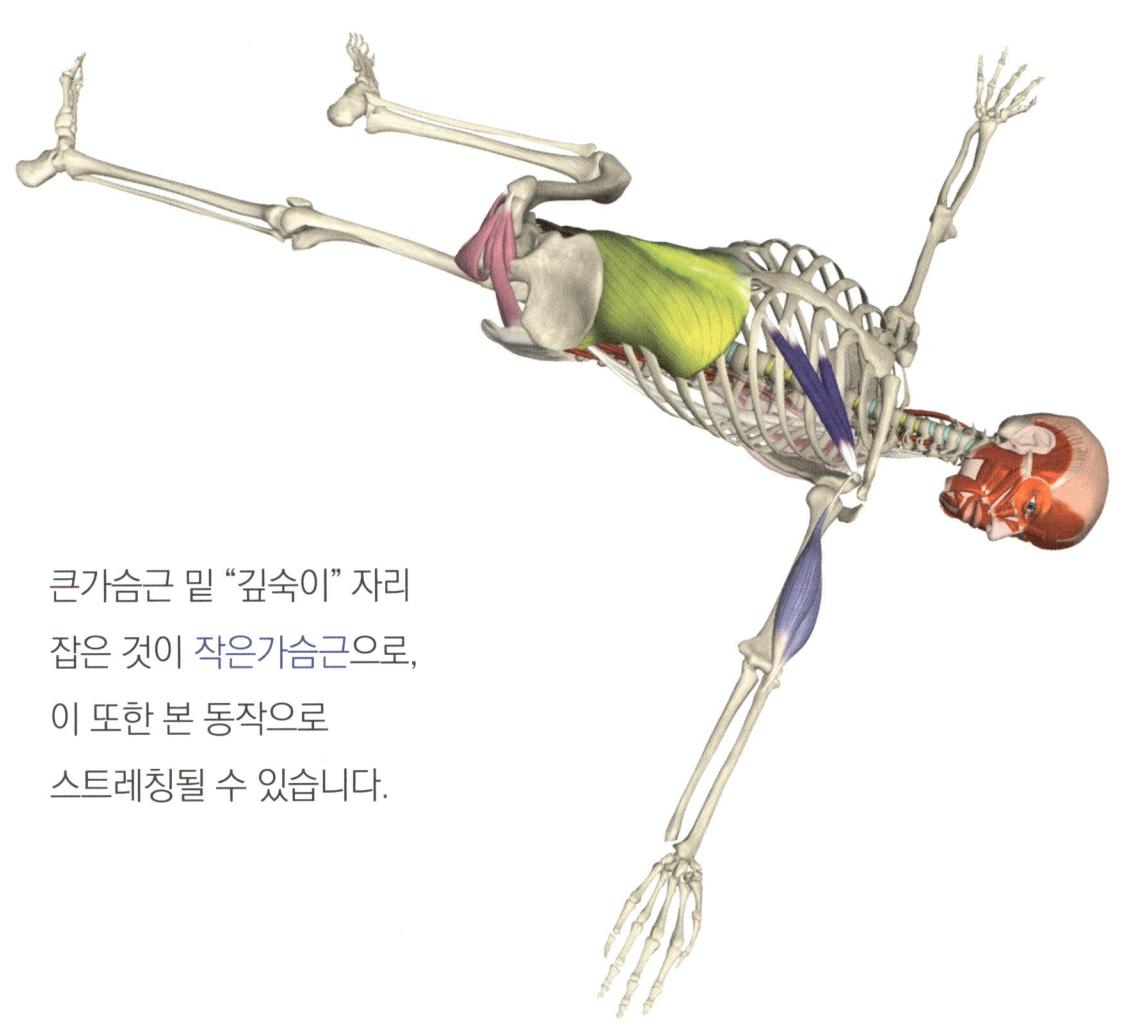

큰가슴근 밑 "깊숙이" 자리 잡은 것이 작은가슴근으로, 이 또한 본 동작으로 스트레칭될 수 있습니다.

49 자동차 충돌 자세 Car Crash

ROTATION 돌림

준비방법: 이미지 A
- 이미지처럼 앉아 아래쪽 허벅지를 직각으로 구부려 주세요.
- 위쪽 다리는 바깥쪽으로 뻗어 두세요.

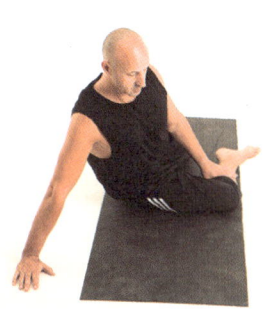

재스트레칭법: 이미지 C
- 어깨를 더 돌려 주세요.
- 위쪽 손을 매트 쪽으로 밀어 어깨를 들어 올려 주세요.
- 척추를 곧게 뻗어 주세요.

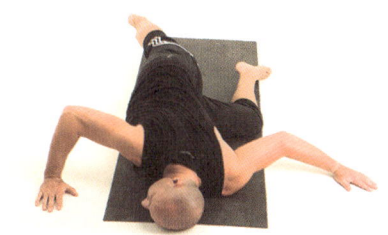

스트레칭법: 이미지 B
- 구부린 다리 위로 가슴을 돌려 매트 쪽으로 최대한 낮춰 주세요.
- 손으로 바닥을 짚고 팔꿈치를 구부려 가슴을 지탱해 주세요.
- 척추를 뻗어 주세요.

Major muscles stretched
주요 스트레칭 부위
- Oblique abdominals 배빗근
  Hip abductors 엉덩관절벌림근
- Deep spinal rotators 깊은척추돌림근

수축법: 이미지 B
- 허리 근육을 이용하여 가슴을 스트레칭 범위 너머로 돌려 주세요.
- 오른손을 바닥 쪽으로 밀어 주세요.

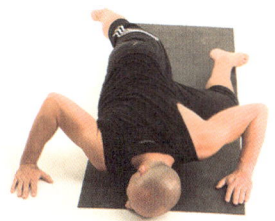

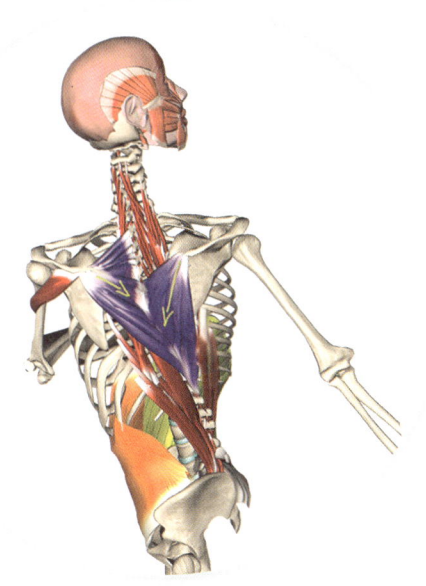

50 당기고 밀기 Pull and Push

ROTATION 돌림

준비방법: 이미지 A
- 기구와 평행으로, 팔 길이 정도의 거리를 두고, 무릎을 엉덩관절 아래에 두고 무릎 꿇어 엎드려 주세요.

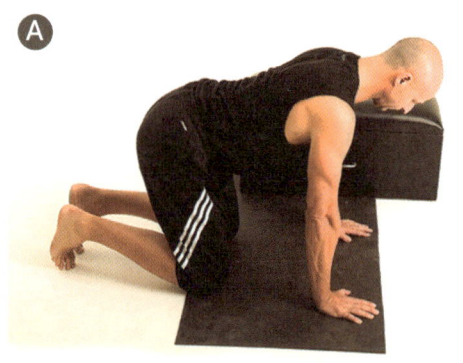

스트레칭법: 이미지 B
- 가슴을 낮추고 기구와 먼 팔을 아래로 뻗어 기구의 스트랩을 붙잡아 주세요.
- 기구와 가까운 팔을 기구 위에 올리고 곧게 뻗으려 해 주세요.
- 기구 반대쪽으로 강하게 몸을 기울여 주세요.

수축법: 이미지 B
- 가슴을 매트나 바닥 쪽으로 돌려 주세요.

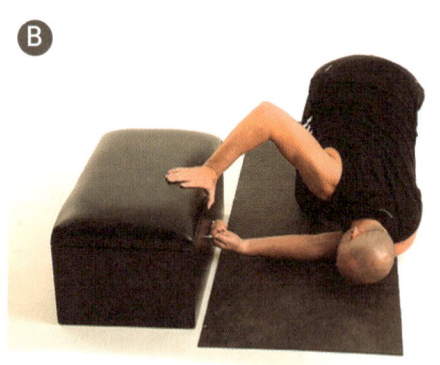

재스트레칭법: 이미지 C
- 기구 반대쪽으로 몸을 기울여 주세요.
- 올려 둔 손을 기구 쪽으로 눌러 주세요.

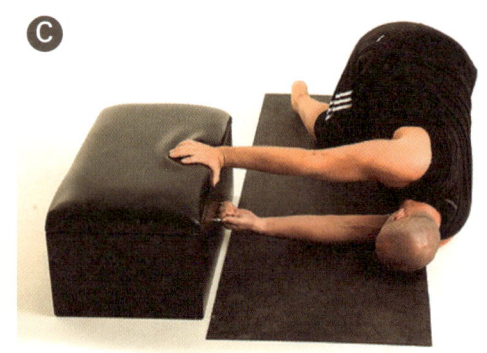

Major muscles stretched
주요 스트레칭 부위

- Levator scapula 어깨올림근
  Posterior deltoid 뒤쪽 어깨세모근
- Middle trapezius 중간 등세모근
- Rhomboids 마름근

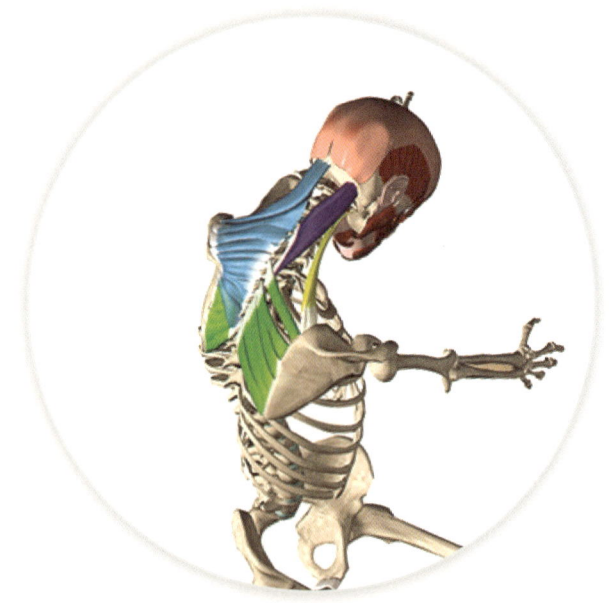

51 폼 롤러를 활용한 인어 자세 Foam Roller Mermaid

LATERAL FLEXION 옆굽힘

준비방법: 이미지 A
- 다리를 곧게 뻗고 발목을 롤러 위에 올려 두세요.
- 손과 팔꿈치로 바닥을 짚어 균형을 잡으세요.

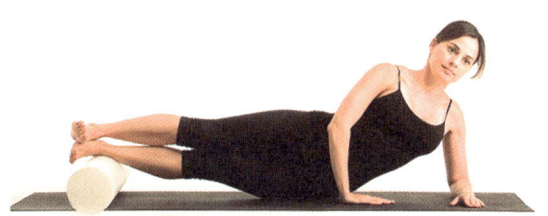

스트레치법 및 수축법: 이미지 B
- 팔을 곧게 뻗어 가슴을 들어 올려 주세요.
- 양쪽 발을 바닥 쪽으로 눌러 주세요.

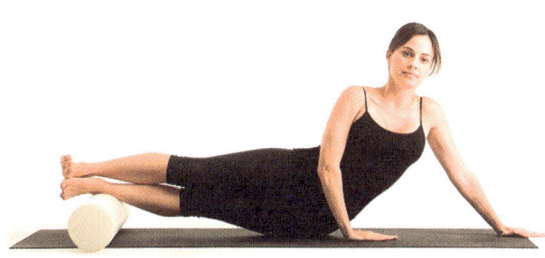

재스트레칭법: 이미지 C
- 양쪽 팔을 더 곧게 뻗어 주세요.
- 체중을 실은 팔을 몸 쪽으로 가까이 옮겨 주세요.

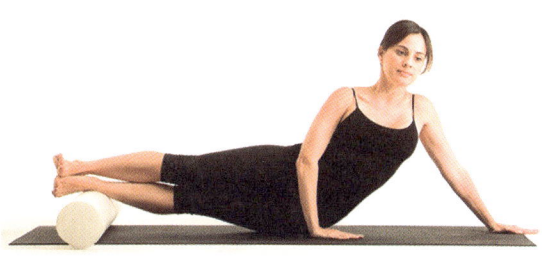

변형: 이미지 D
- 위쪽 엉덩관절을 앞으로 말아 주세요.

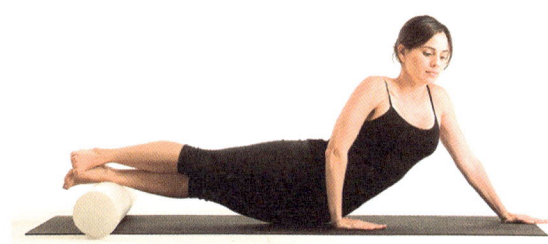

변형: 이미지 E
- 위쪽 엉덩관절을 뒤로 말아 주세요.

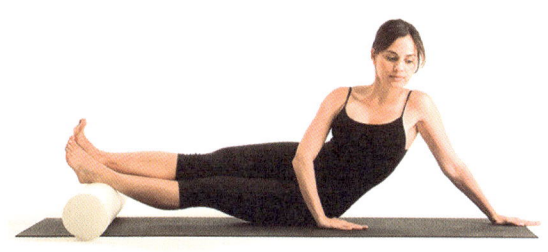

Major muscles stretched 주요 스트레칭 부위

- Hip abductors 엉덩관절벌림근
- Oblique abdominals 배빗근
- Quadratus lumborum 허리네모근
- Multifidi 뭇갈래근

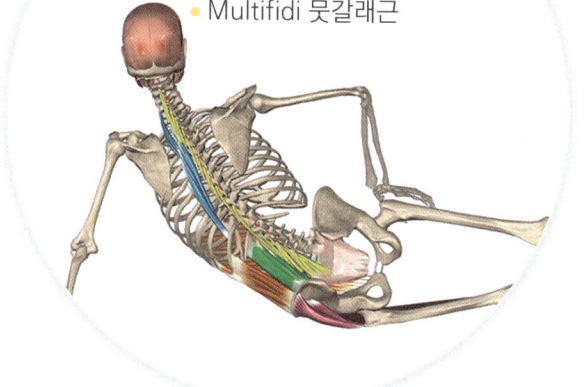

상체가 들어 올려질 때, 척추는 더욱 옆으로 구부러지게 됩니다.

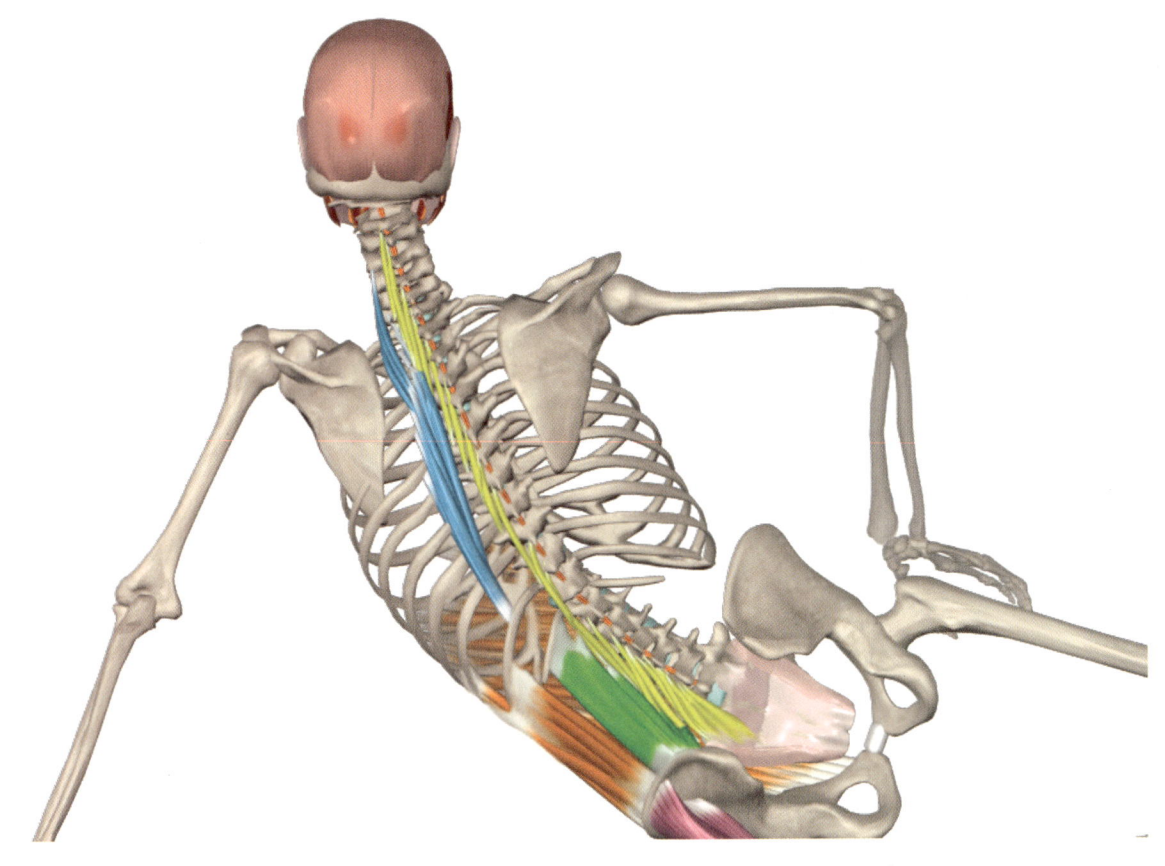

엉덩이 내측 중간볼기근과 작은볼기근, 허리네모근, 척추세움근군 절반, 그리고 뭇갈래근과 함께 배속빗근도 스트레칭될 것입니다.

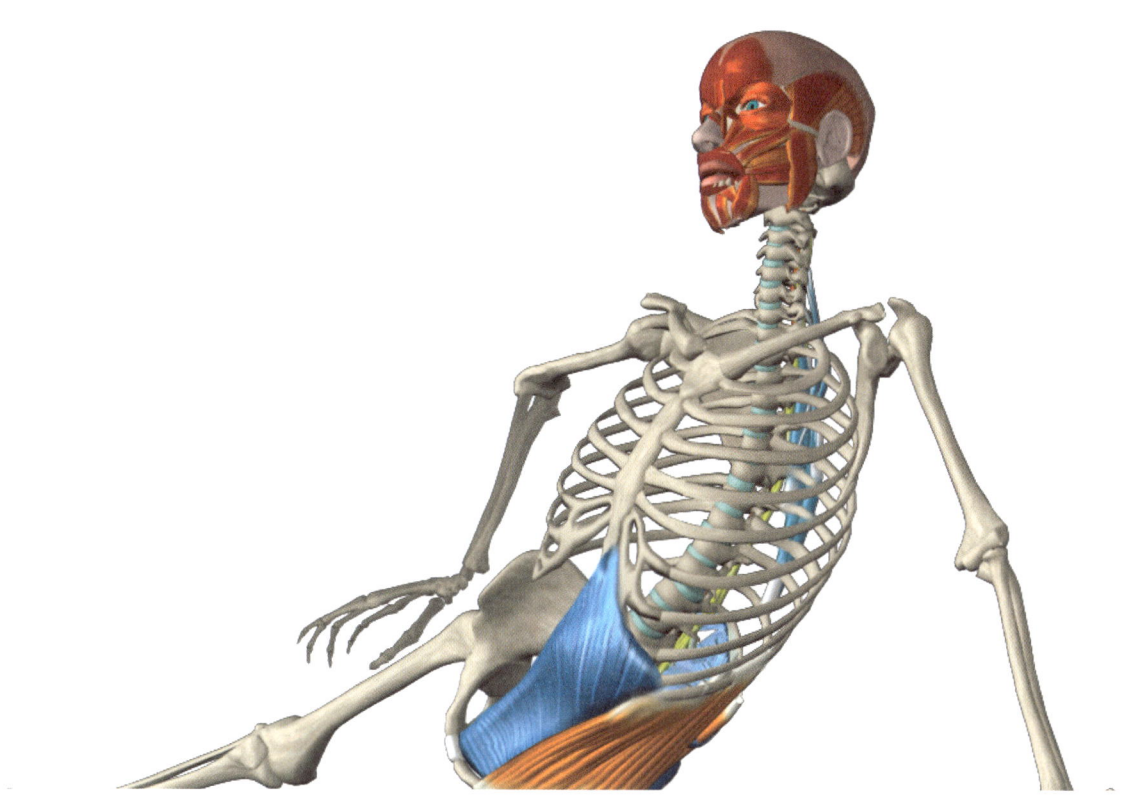

운동 중 엉덩관절 각도의 다양한 변화에 따라 배바깥빗근 밑 "깊숙이" 자리 잡은 배속빗근 역시 스트레칭될 것입니다.

호흡 시 가로막이 내려가면서 비압축성 복부 내용물을 배빗근 쪽으로 밀어내어 스트레칭을 일으킬 수 있기 때문에 심호흡도 스트레칭에 도움이 됩니다.

52 바닥에서 하는 사이드 밴드 Floor Side Bend

LATERAL FLEXION 옆굽힘

스트레칭법: 이미지 A
- 한쪽 다리를 외전시켜 주세요.
- 반대쪽 다리는 구부려 주세요.
- 한쪽 팔꿈치를 곧게 뻗은 다리 안쪽에 놓아 주세요.
- 반대쪽 팔을 이용해 상체를 곧게 뻗은 다리 쪽으로 당겨 주세요.
- 위쪽 어깨를 아래쪽 어깨 위에서 뒤로 젖혀 주세요.
- 팔을 머리 위로 뻗어 주세요.
- 파트너가 있다면 엉덩관절을 눌러 매트에서 떨어지지 않게 해 주세요.
- 파트너는 상체를 옆구부리기 방향으로 더 밀어 주세요.

수축법: 이미지 A
- 어깨를 파트너 쪽으로 밀어 주세요.

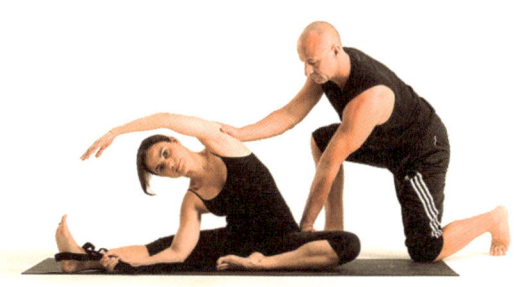

재스트레칭법: 이미지 B
- 아래쪽 팔을 이용해 상체를 측면으로 더 당겨 주세요.
- 위쪽 팔을 발 쪽으로 뻗어 주세요.
- 파트너는 엉덩관절을 누르며 어깨 및 척추를 측면으로 더 밀어 주세요.

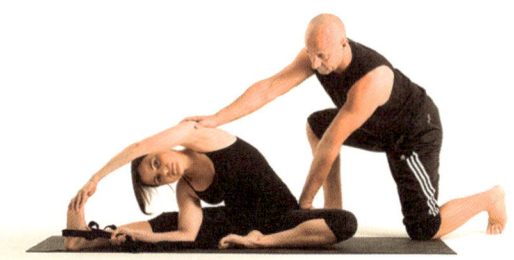

변형: 이미지 C
- 곧게 뻗은 다리를 구부리고 아래를 받쳐 주세요.
- 위쪽 팔의 팔꿈치를 구부려 주세요.

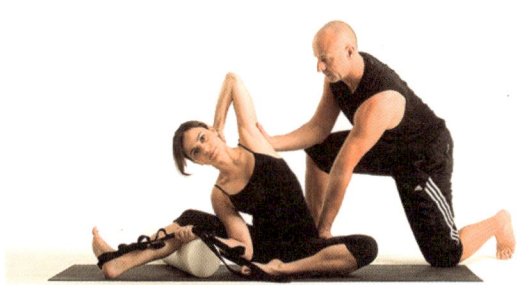

변형: 이미지 D
- 위쪽 어깨를 앞으로 젖혀 척추가 측면으로 회전하고 구부러질 수 있도록 해 주세요. (옆굽힘, 측면 굴곡)

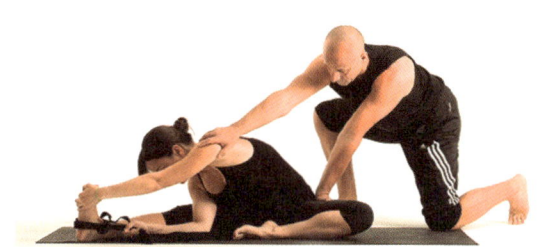

Major muscles stretched 주요 스트레칭 부위

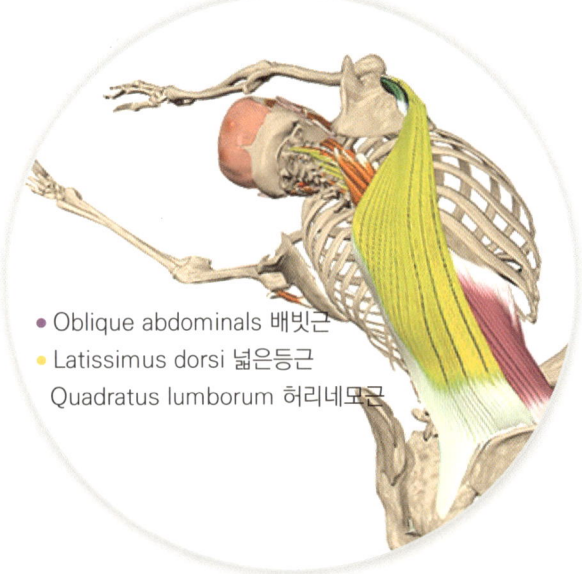

- Oblique abdominals 배빗근
- Latissimus dorsi 넓은등근
- Quadratus lumborum 허리네모근

53 앉아서 사이드 밴드 Seated Side Bend

LATERAL FLEXION 옆굽힘

스트레칭법: 이미지 A
- 기구 위에 앉아 기구의 스트랩을 한 손으로 붙잡아 주세요.
- 스트랩을 붙잡은 손 쪽 측면으로 몸을 기울여 주세요.
- 반대쪽 손을 머리 위로 뻗어 주세요.
- 위쪽 어깨가 아래쪽 어깨 위로 올 수 있도록 해 주세요.
- 파트너는 엉덩관절을 누르며 척추를 옆구부리기 방향으로 밀어 주세요.

수축법: 이미지 A
- 척추를 제자리 쪽으로 밀어 주세요.

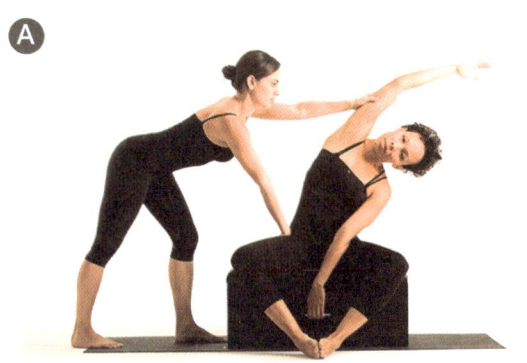

재스트레칭법: 이미지 B
- 측면으로 몸을 더 기울여 주세요.
- 파트너는 엉덩관절을 누르며 척추를 옆구부리기 방향으로 밀어 주세요.

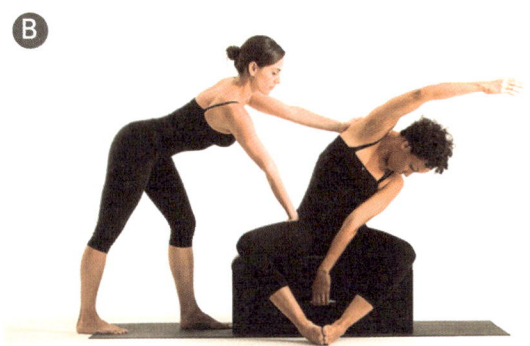

변형: 이미지 C
- 위쪽 어깨를 뒤로 젖혀 주세요.
- 위쪽 어깨를 앞으로 젖혀 주세요. (이미지 B 참조)

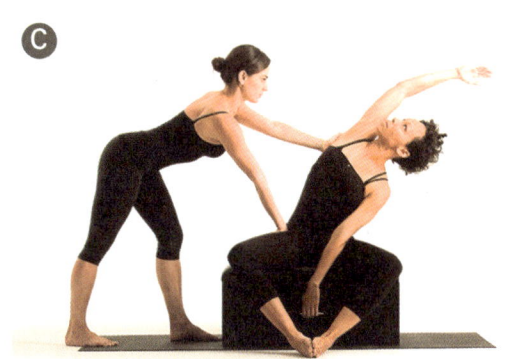

Major muscles stretched
주요 스트레칭 부위

- Oblique abdominals 배빗근
- Quadratus lumborum 허리네모근
  Latissimus dorsi 넓은등근
- Erector spinae 척추세움근
- Multifidi 뭇갈래근

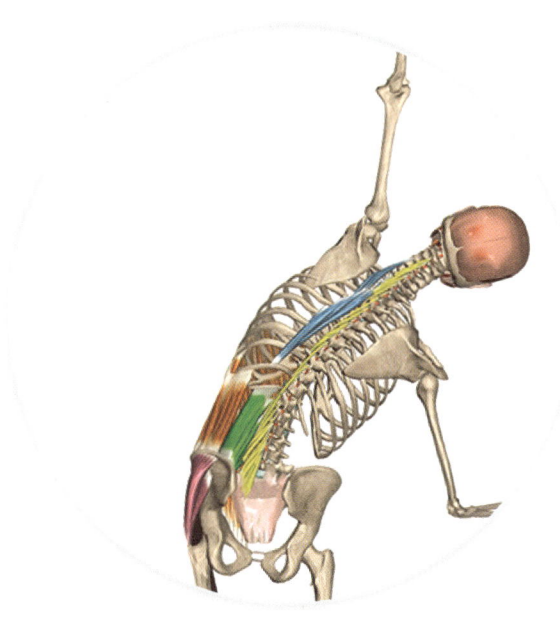

54 앉아서 사이드 밴드 응용 Seated Side Bend Variation

변형: 이미지 D
- 다른 파트너는 위쪽 팔을 천천히 당겨 주세요.

D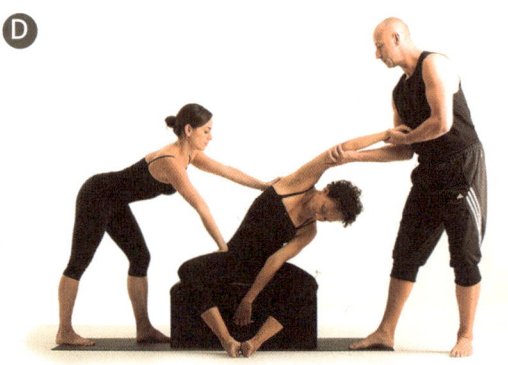

변형: 이미지 E
- 위쪽 어깨를 앞으로 젖혀 주세요.
- 파트너들은 엉덩관절을 붙잡고 상체를 누르며 위쪽 팔을 당겨 주세요.

E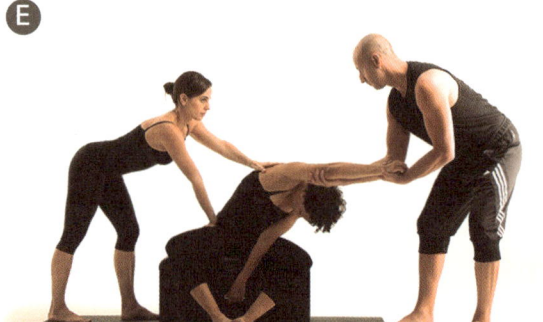

Major muscles stretched
주요 스트레칭 부위

- Erector spinae 척추세움근
- Quadratus lumborum 허리네모근
- Internal oblique 배속빗근

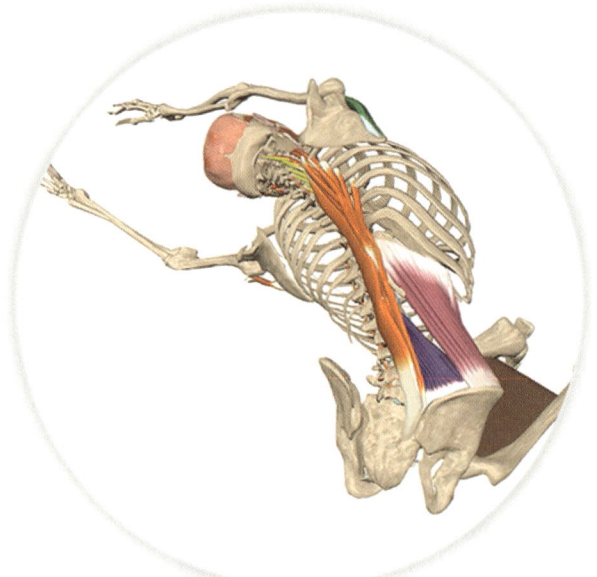

- Latissimus dorsi 넓은등근
- Teres major 큰원근

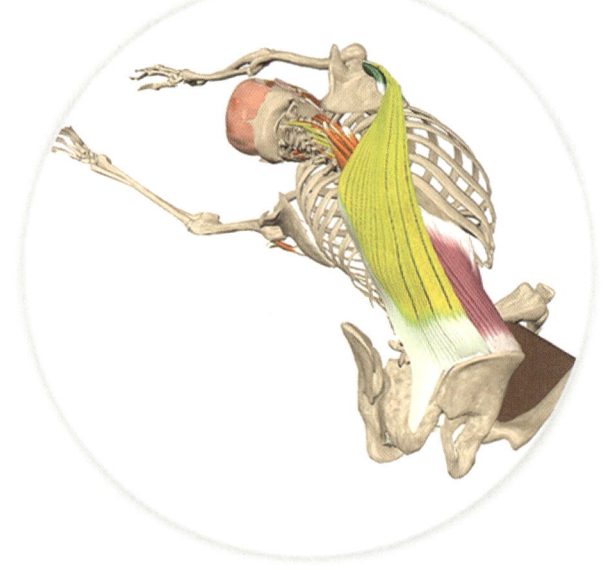

The chest, Arms and Shoulder
가슴, 팔 그리고 어깨

Chapter 7
제7장

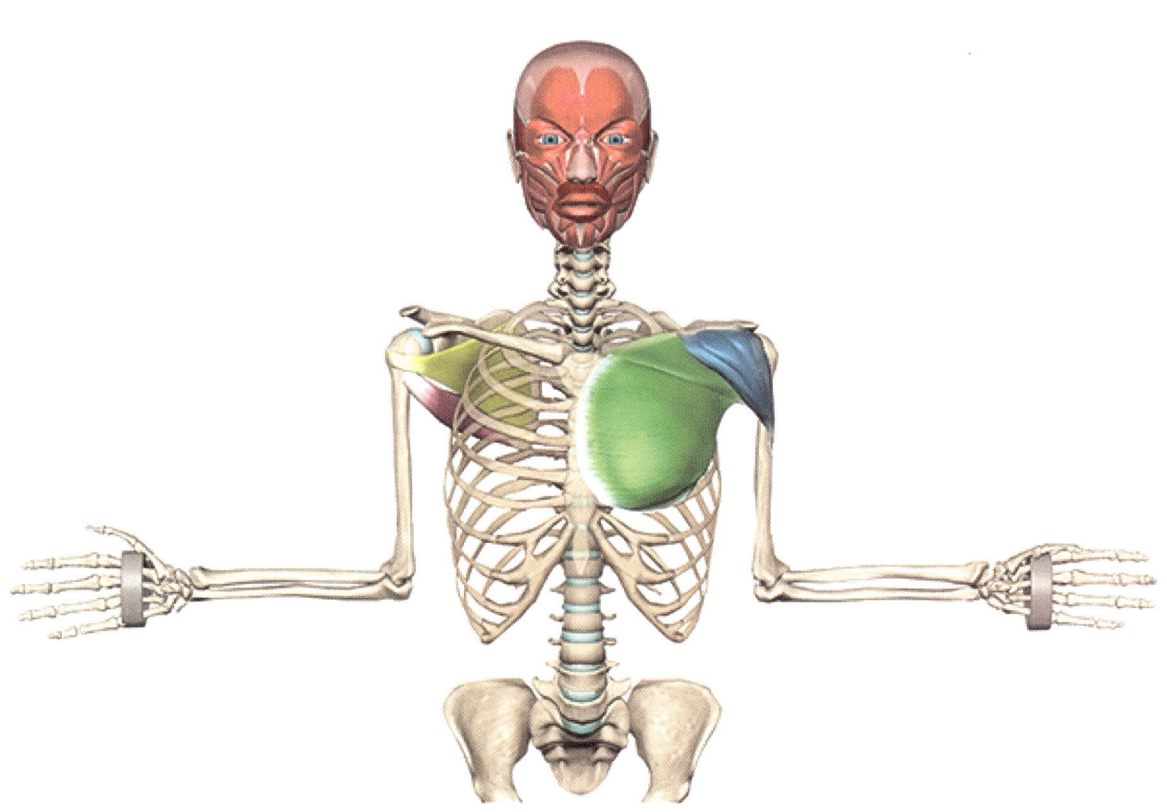

Chapter 7 Muscle Chart: Arm, Wrist, Shoulder & Hands

팔, 손목(Arm and Wrist)

Muscle	근육명		Elbow flexion 팔꿈치 굽힘	Elbow extension 팔꿈치 펌	Forearm pronation 아래팔 엎침	Forearm supination 아래팔 뒤침	Wrist flexion 손목 굽힘	Wrist extension 손목 펌	Wrist ulnar deviation 손목 자쪽 치우침	Wrist radial deviation 손목 노쪽 치우침
Bicep brachii	위팔두갈래근	상완이두근	●			●				
Brachialis	위팔근	상완근	●							
Triceps brachii	위팔세갈래근	상완삼두근		●						
Anconeus	팔꿈치근	주근		●						
Brachioradialis	위팔노근	상완요골근	●							
Supinador	뒤침근	회외근				●				
Pronator teres	원엎침근	원회내근			●					
Pronator quadratus	네모엎침근	방형회내근			●					
Extensor carpi radialis longus	긴노쪽손목폄근	장요측수근신근						●		●
Extensor carpi radialis brevis	짧은노쪽손목폄근	단요측수근신근						●		●
Extensor carpi ulnaris	자쪽손목폄근	척측수근신근						●	●	
Flexor carpi radialis	노쪽손목굽힘근	요측수근굴근					●			●
Flexor carpi ulnaris	자쪽손목굽힘근	척측수근굴근					●		●	
Extensor digitorum	손가락폄근	총지신근						●		
Extensor pollicis brevis	짧은엄지폄근	단무지신근								●
Extensor pollicis longus	긴엄지폄근	장무지신근				●				●
Abduction pollicis longus	긴엄지벌림근	장무지외전근								●

어깨(Shoulder)

Muscle	근육명		Retraction 뒷 당김	Protraction 내밈	Elevation 올림	Depression 내림	Flexion 굽힘	Extension 폄	adduction 모음	abduction 벌림	internal rotation 안쪽돌림	external rotation 가쪽돌림
Rhomboids	마름근	능형근	●							●		
Serratus anterior	앞톱니근	전거근		●	●					●		
Trapezius	등세모근	승모근	●		●	●			●	●		
Levator scapulae	어깨올림근	견갑거근		●	●							
Latissimus dorsi	넓은등근	광배근	●			●		●	●		●	
Teres major	큰원근	대원근						●	●		●	
Pectoralis major	큰가슴근	대흉근				●	●		●		●	
Pectoralis minor	작은가슴근	소흉근		●		●						
Anterior deltoid	앞어깨세모근	전면삼각근					●				●	
Lateral deltoid	가쪽어깨세모근	측면삼각근								●		
Posterior deltoid	뒤쪽어깨세모근	후면삼각근						●				●
Supraspinatus	가시위근	극상근								●		
Infraspinatus	가시아래근	극하근										●
Teres minor	작은원근	소원근							●			●
Subscapularis	어깨밑근	견갑하근									●	
Biceps brachii	위팔두갈래근	상완이두근					●					
Coracobrachialis	부리위팔근	오훼완근					●		●			
Triceps brachii	위팔세갈래근	상완삼두근						●	●			

손(Hands)

Muscle	근육명		flexion 손가락 굽힘	Flexion 손가락 폄	adduction 모음	abduction 벌림
Flexor digitorum superficialis	얕은손가락굽힘근	천지굴근	●			
Flexor digitorum profundus	깊은손가락굽힘근	심지굴근	●			
Flexor pollicis longus	긴엄지굽힘근	장무지굴근	●			
Flexor pollicis brevis	짧은엄지굽힘근	단무지굴근	●			
Flexor digiti minimi brevis	짧은새끼굽힘근	소지굴근	●			
Extensor digitorum	손가락폄근	총지신근		●		
Extensor pollicis longus	긴엄지폄근	장무지신근		●		
Extensor pollicis brevis	짧은엄지폄근	단무지신근		●		
Extensor indicis	집게폄근	시지신근		●		
Extensor digiti minimi	새끼폄근	소지신근		●		
Abductor pollicis longus	긴엄지벌림근	장무지외전근				●
Abductor pollicis brevis	짧은엄지벌림근	단무지외전근				●
Adductor pollicis	엄지모음근	무지내전근			●	
Abductor digiti minimi	새끼벌림근	소지외전근				●
Lumbricales	벌레근	충양근	●	●		
Dorsal interosseus	등쪽뼈사이근	배측골간근	●	●	●	

55 박스를 활용한 넓은등근 스트레칭 Box Lats

스트레칭법: 이미지 A
- 엉덩관절을 무릎 위로 두고 팔꿈치를 기구 위에 놓아 주세요.
- 가슴을 바닥 쪽으로 낮춰 주세요.

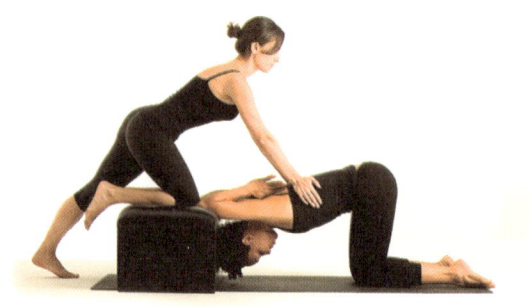

변형: 이미지 D
- 엉덩관절을 고정하고 어깨와 가슴을 옆쪽으로 밀어 주세요.

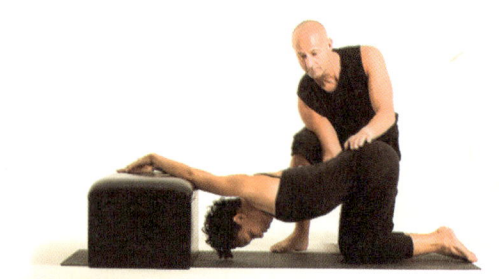

수축법: 이미지 B
- 팔꿈치를 기구 쪽으로 눌러 주세요.
- 파트너는 어깨 부근을 아래로 눌러 주세요.

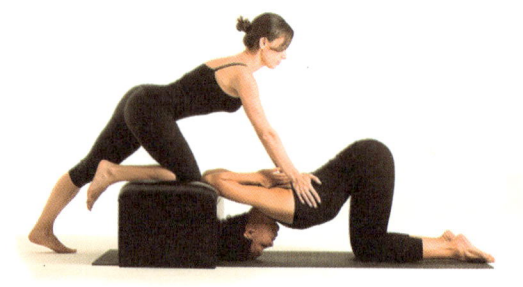

Major muscles stretched
주요 스트레칭 부위
- Latissimus dorsi 넓은등근
  Long head of triceps 위팔세갈래근의 긴갈래
- Abdominals 배근육
  Pectorals 큰가슴근

재스트레칭법: 이미지 C
- 가슴을 바닥 쪽으로 더 낮춰 주세요.
- 파트너는 척추 여러 부위를 아래로 눌러 주세요.

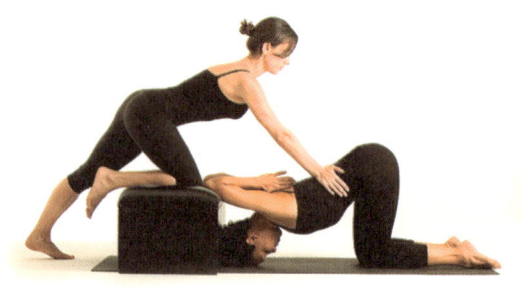

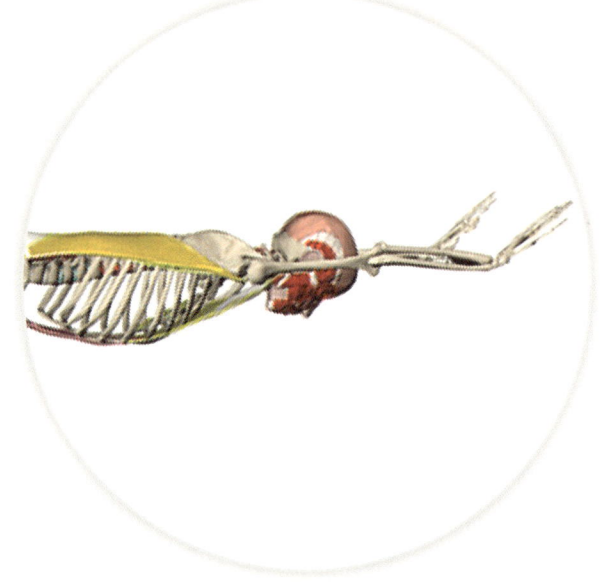

56 폼 롤러를 활용한 가슴근 스트레칭
Foam Roller Pectoralis Stretch

스트레칭법: 이미지 A
- 롤러 위에 누워 팔꿈치를 머리 높이에 오도록 해 주세요.
- 파트너는 이미지 B처럼 팔꿈치를 바닥에 붙여 주세요.
- 파트너의 반대쪽으로 가슴을 젖혀 주세요.

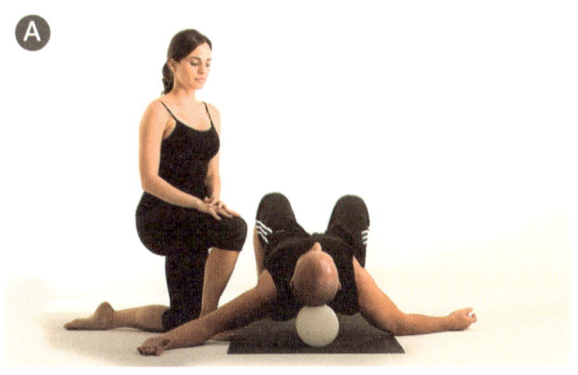

변형: 이미지 D
- 스트레칭 중인 팔을 머리 높이보다 낮게 또는 높이 두며, 전체 스트레칭 절차를 반복해 가슴의 다양한 주요 섬유 조직을 스트레칭해 주세요.

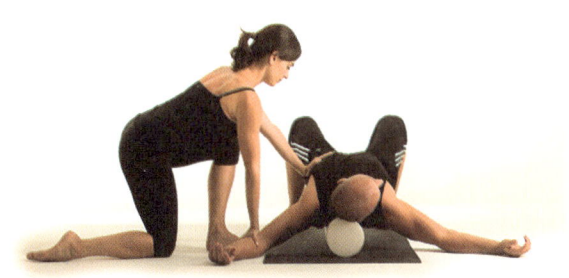

수축법: 이미지 B
- 팔꿈치를 파트너 쪽으로 밀어 올려 주세요.

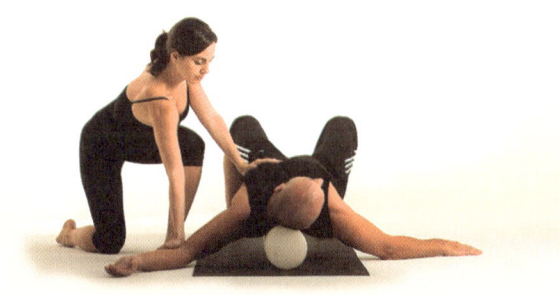

재스트레칭법: 이미지 C
- 가슴과 머리를 파트너 반대 방향으로 더 젖혀 주세요.

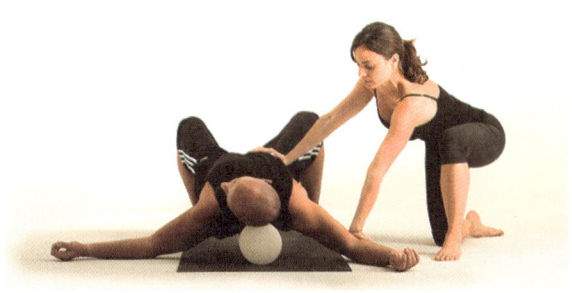

Major muscles stretched
주요 스트레칭 부위
- Pectorals 큰가슴근

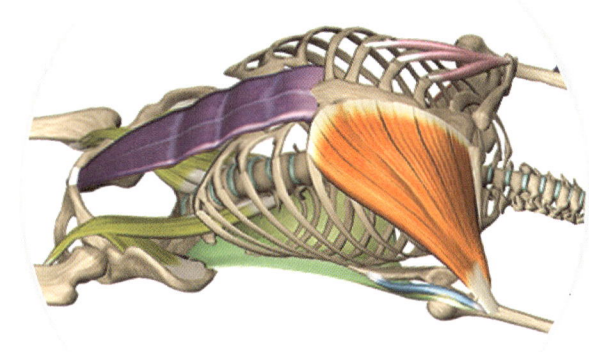

57 엎드려서 큰가슴근 스트레칭 Lying Pectoralis Major

스트레칭법: 이미지 A
- 이미지처럼 누워 팔꿈치를 머리 높이에 오게 해 주세요.
- 어깨 앞쪽을 매트 위에 붙여 주세요.
- 반대편 어깨와 엉덩관절 그리고 다리를 뒤로 젖혀 주세요.
- 손은 바닥 쪽으로 눌러 주세요.

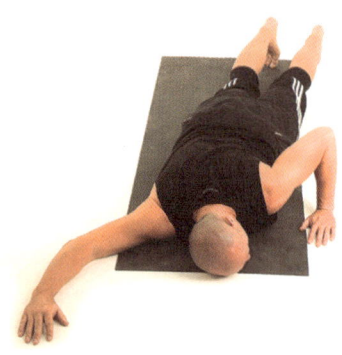

수축법: 이미지 B
- 스트레칭 중인 팔을 바닥 쪽으로 눌러 주세요.

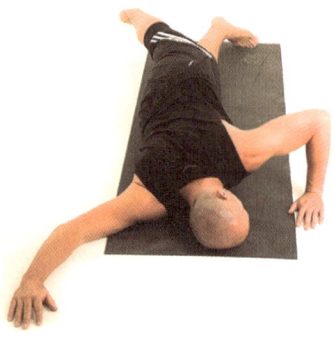

Major muscles stretched
주요 스트레칭 부위
- Pectorals 큰가슴근
- Anterior deltoid 앞 어깨세모근

재스트레칭법: 이미지 C
- 엉덩관절과 다리를 뒤로 더 젖혀 주세요.
- 반대편 팔을 바닥 쪽으로 눌러 주세요.

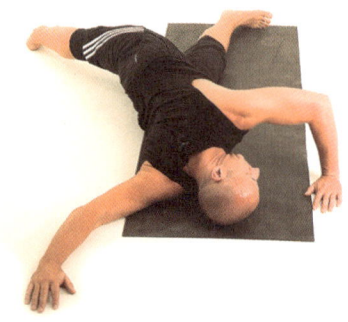

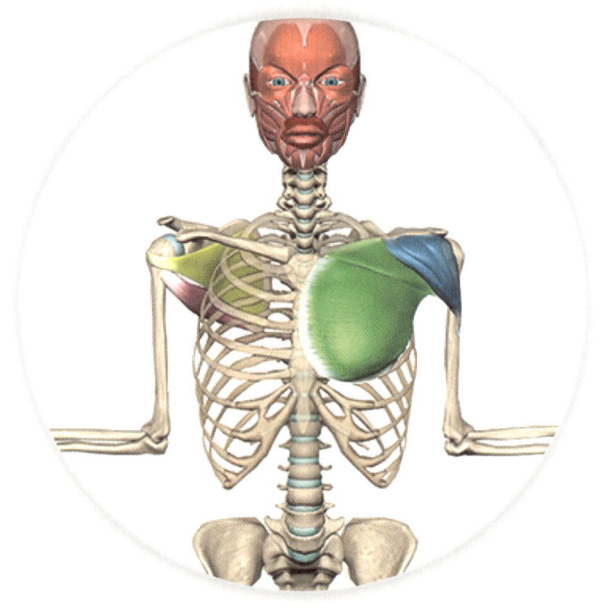

58 엎드려서 위팔두갈래근 스트레칭 Lying bicep

스트레칭법: 이미지 A

- 팔뚝과 어깨 앞쪽을 매트 위로 오게 해 주세요. (팔뚝은 모음(내전)시키고, 가능한 한 어깨는 힘을 빼 주세요.)
- 뻗은 팔의 손이 머리 높이 위로 오게 해 주세요.
- 반대편 엉덩관절과 어깨 그리고 다리를 뒤로 젖혀 주세요.
- 반대편 손을 바닥 쪽으로 눌러 주세요.

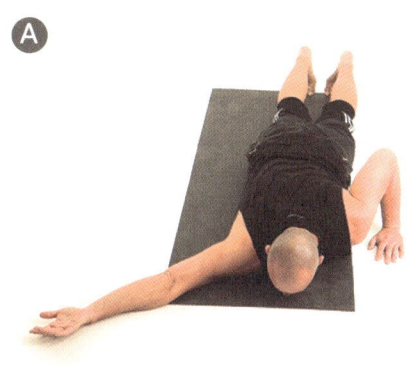

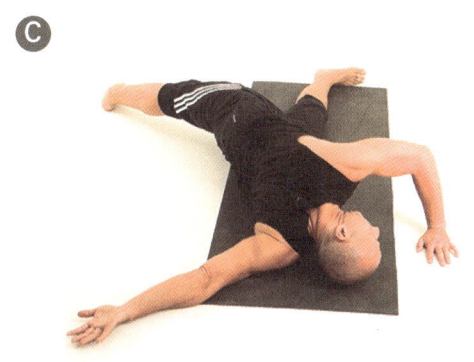

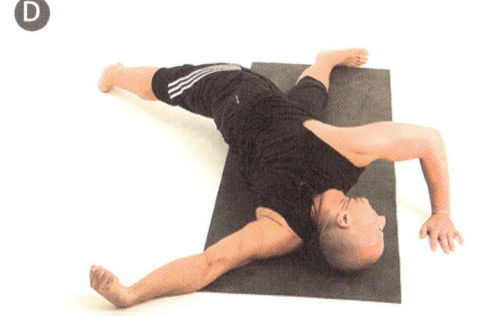

수축법: 이미지 B

- 팔을 바닥 쪽으로 눌러 주세요.

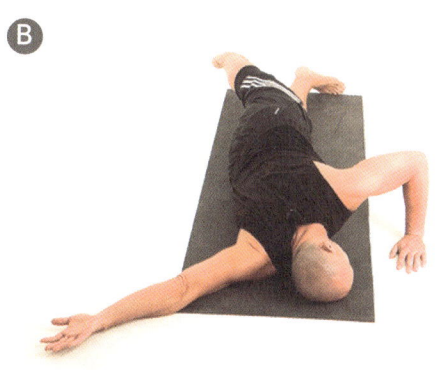

Major muscles stretched
주요 스트레칭 부위

- Anterior deltoid 앞어깨세모근
- Biceps brachi 위팔두갈래근
- Brachialis 위팔근
- Forearm extensors 아래팔폄근

재스트레칭법: 이미지 C & D

- 반대편 엉덩관절과 다리 그리고 어깨를 더 뒤로 젖혀 주세요.
- 반대편 손을 바닥 쪽으로 눌러 주세요.
- 더 큰 팔뚝 스트레칭 효과를 원하신다면 주먹을 쥐고 손목을 구부려 주세요.

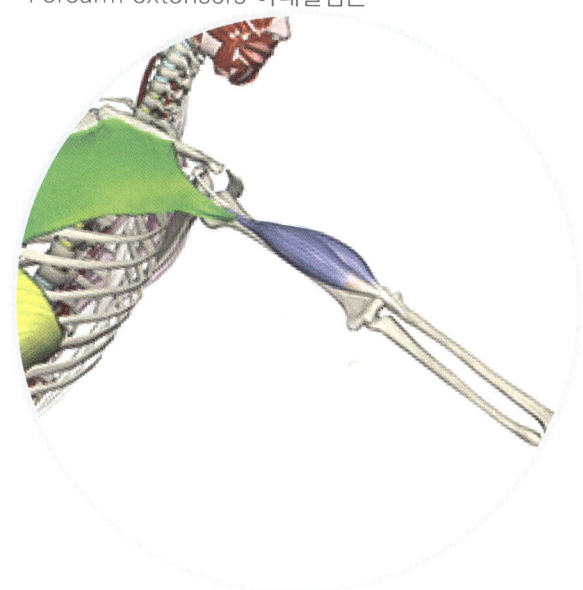

59 서서 작은가슴근 스트레칭 Standing Pectoralis Minor

스트레칭법: 이미지 A
- 파트너는 어깨뼈를 척추 쪽으로 끌어당겨 주세요. (retraction, 오므리기)
- 파트너는 한 손을 어깨뼈 위에 두어 흉곽에 대고 눌러 주세요.
- 다른 한 손은 어깨 앞쪽에 놓아 주세요.
- 스트레칭 중인 분은 어깨 앞쪽 손의 반대 방향으로 가슴을 틀어 주세요.

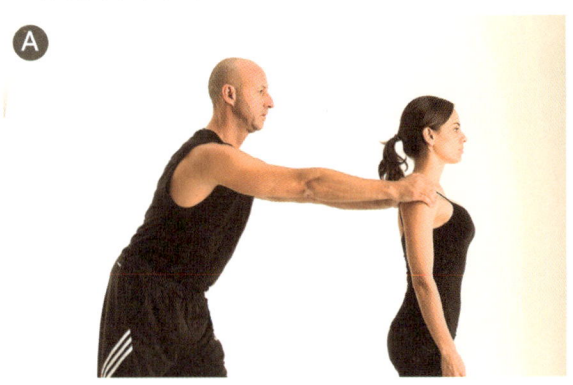

수축법: 이미지 B
- 스트레칭 중인 분은 어깨 앞쪽을 파트너의 손 방향으로 밀어 주세요.

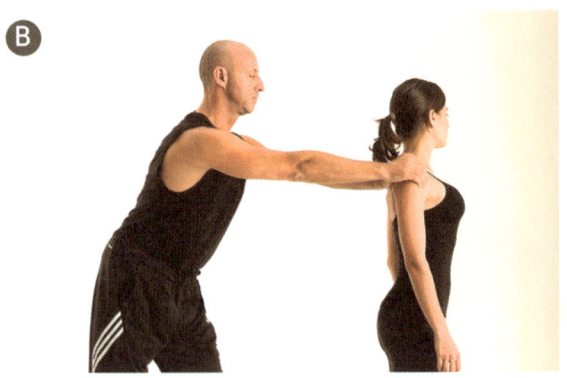

재스트레칭법: 이미지 C
- 가슴을 파트너의 손 반대 방향으로 더 틀어 주세요.

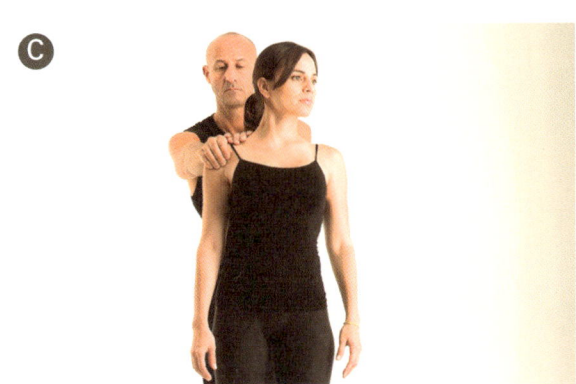

변형: 이미지 D
- 양쪽 측면을 동시에 스트레칭하시려면, 손으로 깍지를 끼시거나 스트랩을 붙잡아 주세요.
- 당기는 측면 반대 방향으로 가슴을 틀어 주세요.

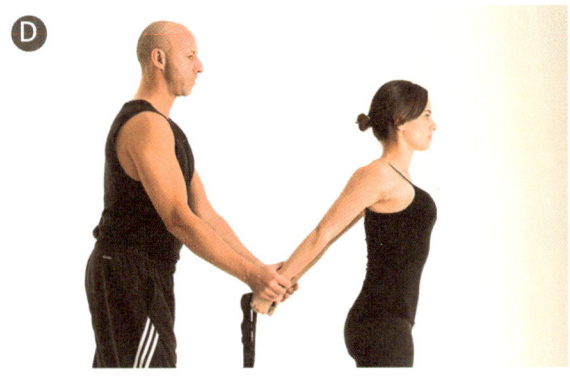

Major muscles stretched 주요 스트레칭 부위
- Pectoralis minor 작은가슴근
  Serratus anterior 앞톱니근

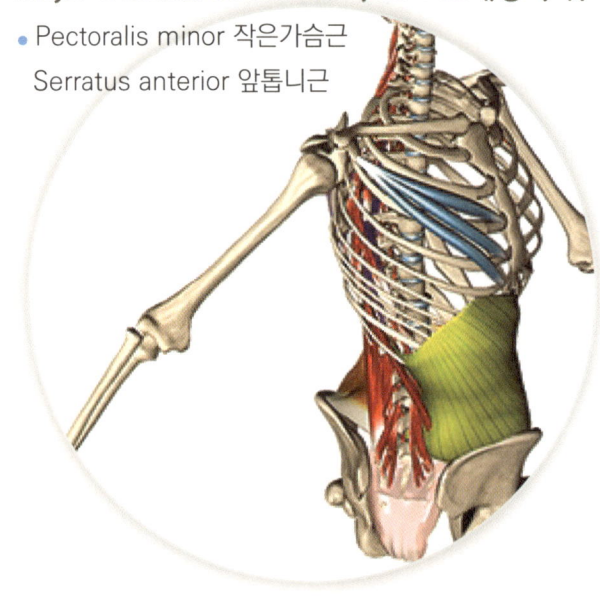

60 위팔세갈래근/넓은등근 스트레칭 Tricep/Lats

스트레칭법: 이미지 A
- 어깨뼈 사이로 손을 뻗어 주세요.
- 팔꿈치를 머리 뒤쪽으로 당겨 주세요.

수축법: 이미지 A
- 팔꿈치를 몸 바깥 방향으로 밀어 주세요.

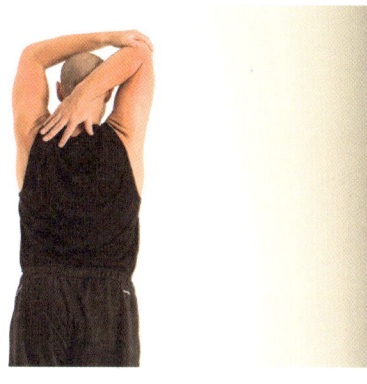

재스트레칭법: 이미지 B
- 팔꿈치를 머리 뒤쪽으로 더 당겨 주세요.

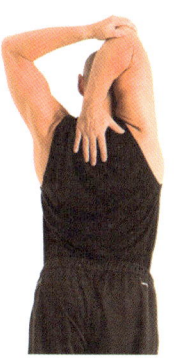

Major muscles stretched
주요 스트레칭 부위
- Triceps 위팔세갈래근
- Latissimus dorsi 넓은등근

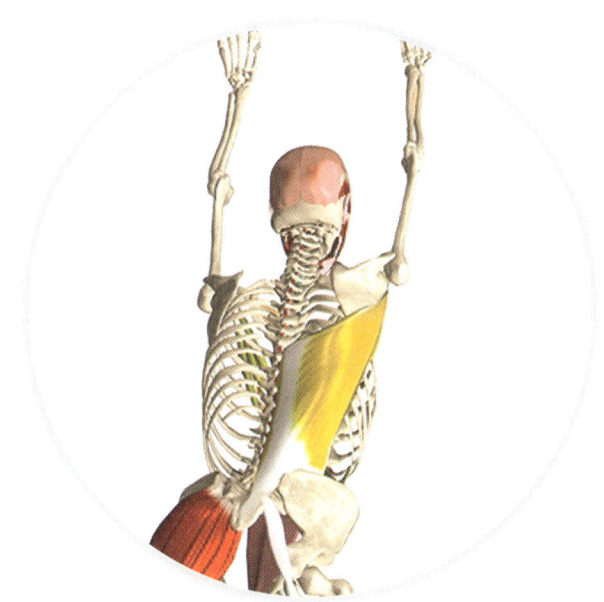

61 파트너와 함께 안쪽돌림근 스트레칭 Partner Internal Rotators

스트레칭법: 이미지 A
- 팔을 직각으로 구부려 주세요.
- 팔꿈치를 몸의 측면 쪽에 맞춰 고정시키고 손을 뒤로 끌어당겨 주세요.

수축법: 이미지 A
- 손을 몸의 앞쪽 방향으로 밀어 주세요.

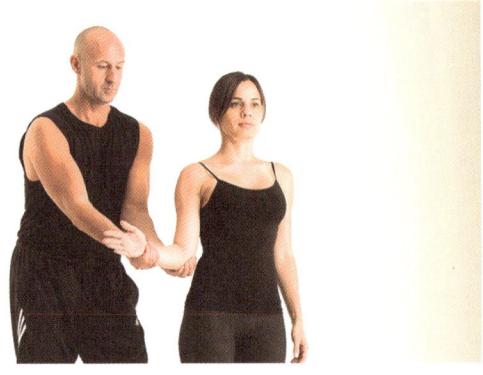

재스트레칭법: 이미지 B
- 손을 뒤로 당기고 팔꿈치를 움직이지 않게 유지해 주세요.

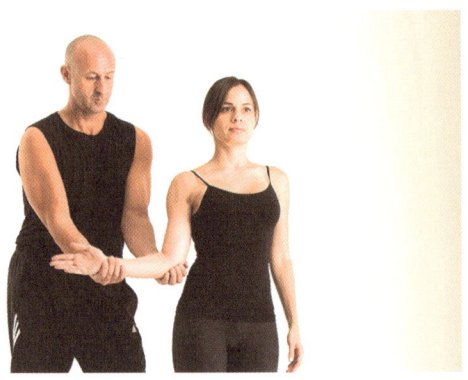

Major muscles stretched
주요 스트레칭 부위
- Teres major 큰원근
- Subscapularis 어깨밑근

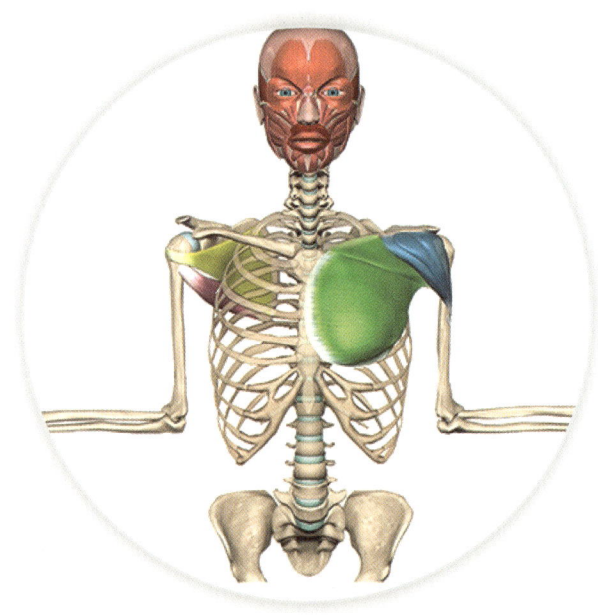

62 파트너와 함께 가쪽돌림근 스트레칭 Partner External Rotators

스트레칭법: 이미지 A
- 손을 등 뒤에 놓아 주세요.
- 팔꿈치를 직각으로 구부려 주세요.
- 어깨뼈를 척추 쪽으로 당겨 주세요.
- 파트너는 어깨를 고정시키고 손을 몸 바깥 방향으로 끌어당겨 주세요.

수축법: 이미지 A
- 손을 몸 쪽 방향으로 눌러 주세요.

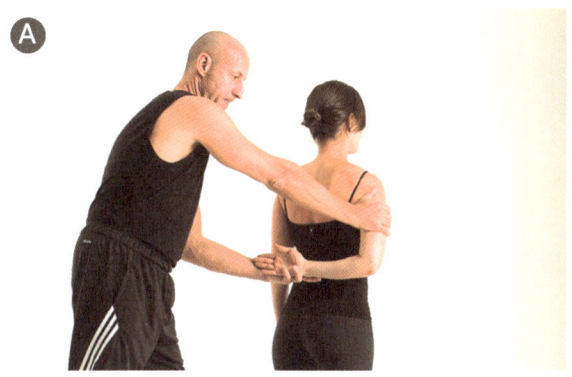

재스트레칭법: 이미지 B
- 어깨를 고정시켜 주세요.
- 어깨뼈를 척추 쪽으로 당겨지도록 유지해 주세요.
- 손을 척추 바깥 방향으로 더 끌어당겨 주세요.

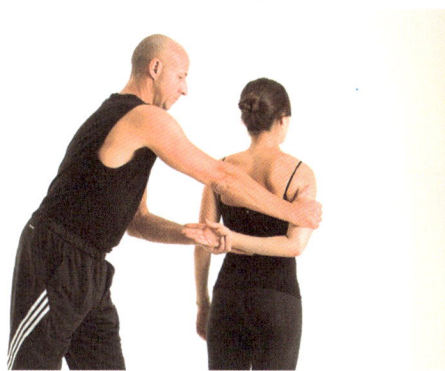

Major muscles stretched
주요 스트레칭 부위
- Infraspinatus 가시아래근
- Posterior deltoid 뒤어깨세모근
- Teres minor 작은원근

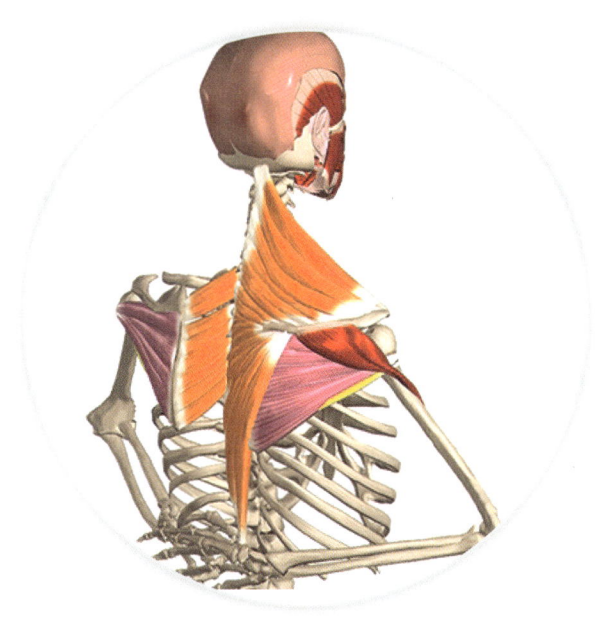

63 막대를 활용한 안쪽돌림근 스트레칭 Stick Internal Rotators

스트레칭법: 이미지 A
- 팔은 몸 앞에 두고 팔꿈치를 어깨 높이에 오게 해 주세요.
- 팔꿈치를 직각으로 구부려 주세요.
- 막대를 팔뚝 바깥쪽에 위치시켜 주세요.
- 이미지 C와 같이 막대의 아랫부분을 몸의 중심부 쪽으로 당겨 주세요.

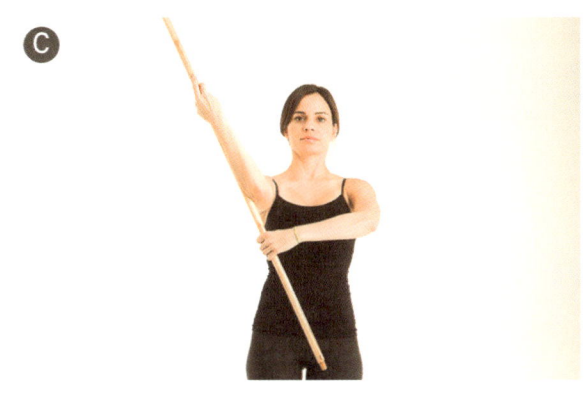

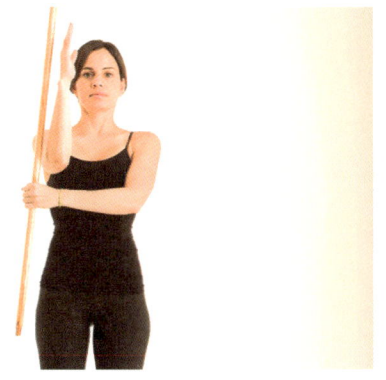

수축법: 이미지 B
- 스트레칭 중인 손을 동작 시작 위치 쪽으로 눌러 주세요.

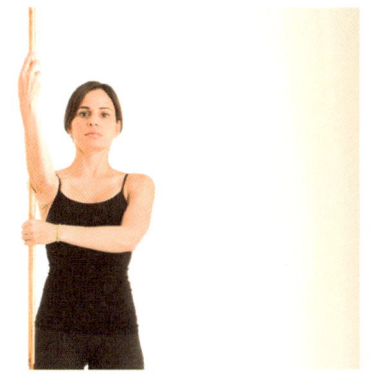

Major muscles stretched
주요 스트레칭 부위
- Teres major 큰원근
- Subscapularis 어깨밑근

재스트레칭법: 이미지 C
- 아래 손으로 막대를 위쪽 방향으로 당겨 주세요.

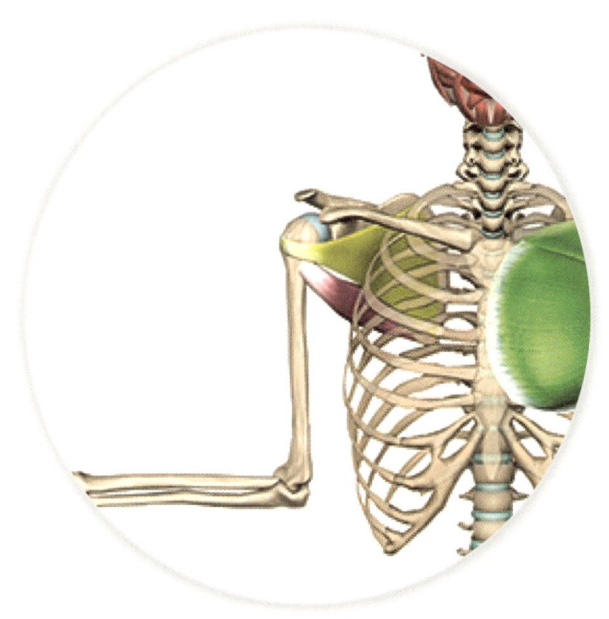

64 아래팔폄근 스트레칭 Forearm Extensors

스트레칭법: 이미지 A
- 손등을 바닥 위에 대고 무릎을 꿇고 엎드려 주세요.
- 체중을 손에 싣고 뒤쪽으로 몸을 기울여 주세요.

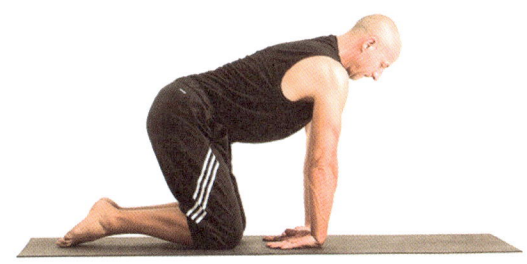

수축법: 이미지 B
- 손등을 바닥 쪽으로 눌러 주세요.

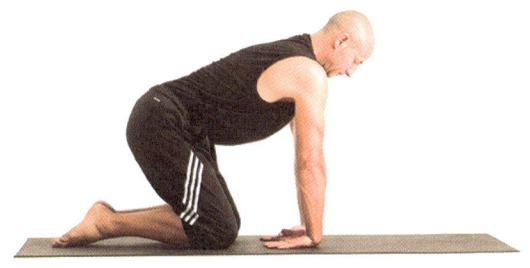

Major muscles stretched
주요 스트레칭 부위

Forearm extensors 아래팔폄근

재스트레칭법: 이미지 B
- 손목과 손에 체중을 더 싣고 뒤쪽으로 몸을 더 기울여 주세요.

65 아래팔굽힘근 스트레칭 Forearm Flexors

스트레칭법: 이미지 A
- 손바닥을 바닥에 대고 무릎을 꿇고 엎드려 주세요.
- 손가락이 무릎 쪽을 향하게 해 주세요.
- 체중을 뒤쪽으로 실어 주세요.

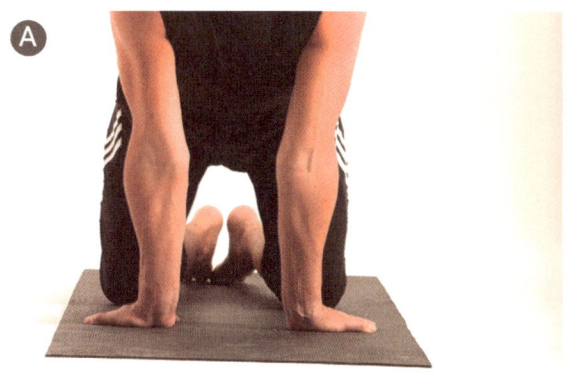

변형: 이미지 B & C
- 손가락 하나하나에 번갈아 체중을 실어 주세요.

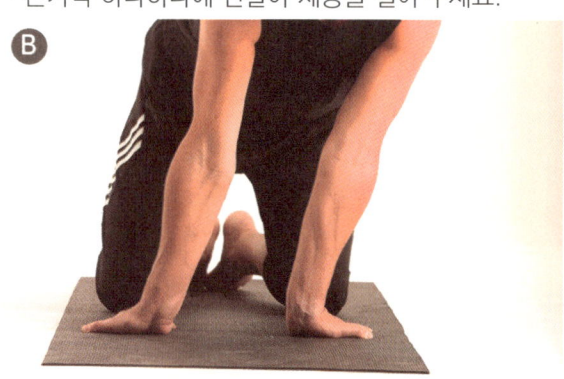

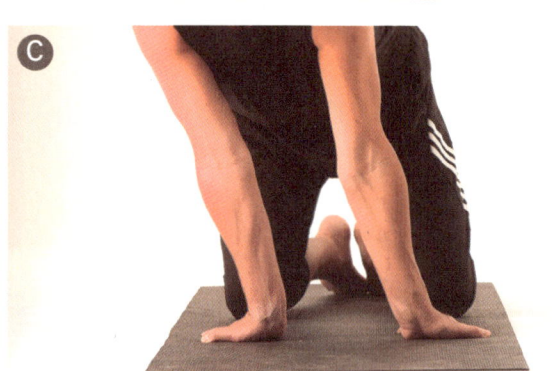

수축법: 이미지 D
- 양손을 바닥 쪽으로 눌러 주세요.

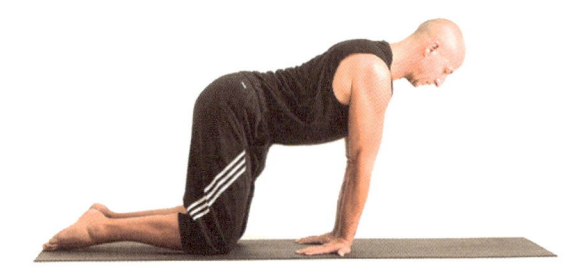

재스트레칭법: 이미지 E
- 몸을 뒤쪽으로 기울여 변형 동작들을 반복해 주세요.

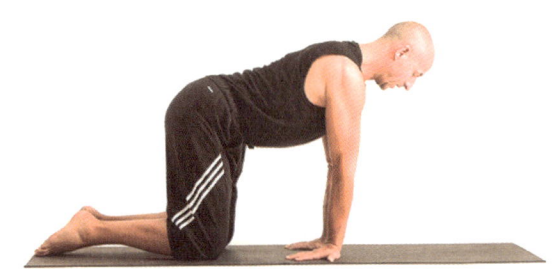

Major muscles stretched 주요 스트레칭 부위

Forearm flexors 아래팔 굽힘근

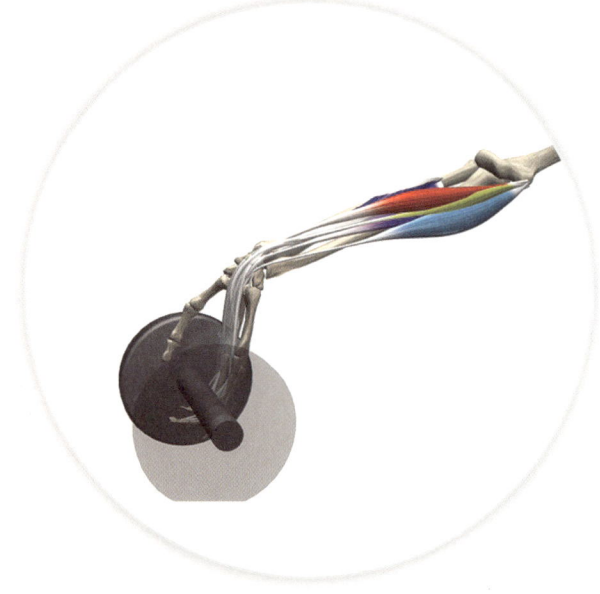

66 엎침근 스트레칭 Pronators

스트레칭법: 이미지 A
- 몸 앞쪽으로 팔을 곧게 뻗어 주세요.
- 손목을 구부리고 반대편 손으로 구부린 손목을 같은 방향으로 눌러 주세요.
- 손가락을 몸의 중심부 바깥 방향으로 돌려 주세요.
- 팔을 바깥쪽으로 틀어 주세요. (external rotation, 외선)

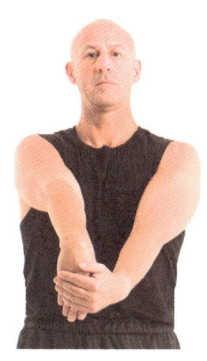

수축법: 이미지 B
- 손가락을 몸의 중심부 쪽으로 눌러 주세요.

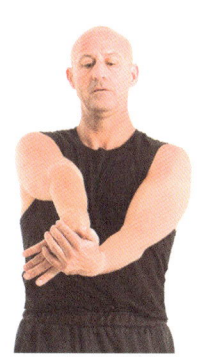

재스트레칭법: 이미지 C
- 이미지 A의 내용을 반복해 주세요.

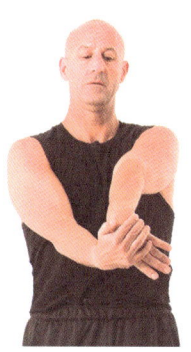

Major muscles stretched
주요 스트레칭 부위
Forearm extensors 아래팔폄근
Pronators 엎침근

The Neck
목

Chapter 8
제8장

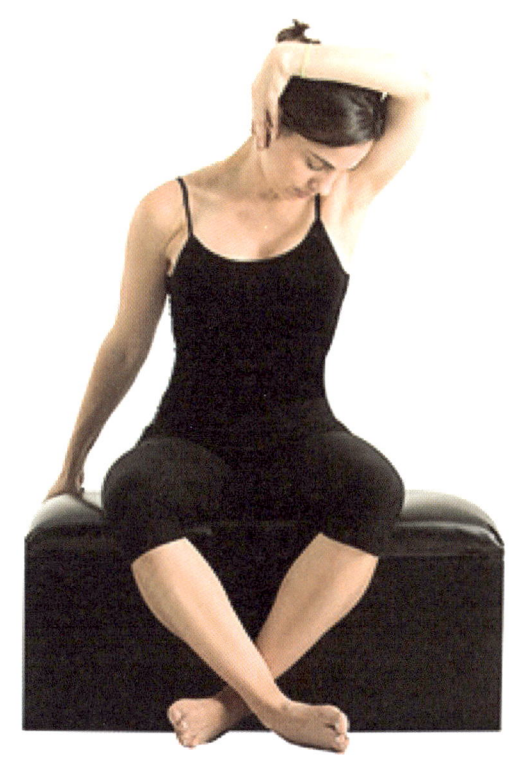

Chapter 8 Muscle Chart: Neck

목(Neck)

Muscle	근육명		Flexion 굽힘	Extension 폄	Lateral rotation 옆굽힘	Lateral extension 옆폄	Rotation 돌림
Semispinalis capitis	머리반가시근	두반극근		●	●	●	●
Splenius capitis	목널판근	경판상근		●	●	●	●
Sternocleidomastoid	목빗근	흉쇄유돌근	●		●	●	●
Levator scapulae	어깨올림근	견갑거근		●	●	●	
Trapezius	등세모근	승모근		●	●	●	●

67 목 굽힘근 스트레칭 Neck Flexion

스트레칭법: 이미지 A
- 턱을 고개를 끄덕이듯 목 쪽으로 밀어 넣어 주세요.
- 턱을 가슴 쪽으로 당겨 주세요.

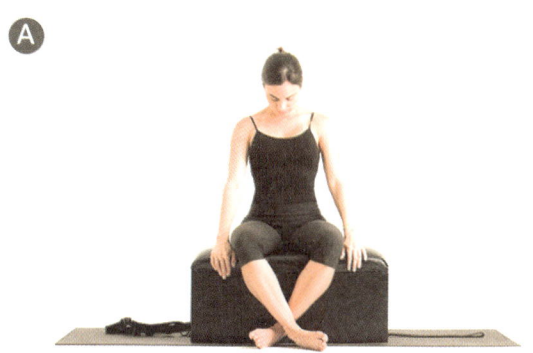

변형: 이미지 C
- 얼굴을 양쪽 겨드랑이 쪽으로 틀어 주세요.
- 얼굴을 오른쪽으로 틀 때는 머리를 오른손으로 눌러 주시고, 반대쪽도 같은 방식으로 실시해 주세요.

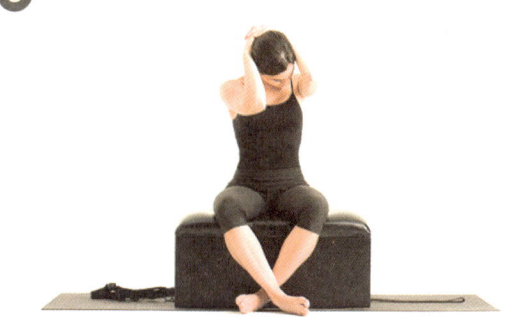

수축법: 이미지 B
- 손으로 머리 뒤쪽을 감싸 주세요.
- 머리에 가능한 최대한의 힘을 실어 주세요.
- 머리를 손 쪽으로 밀어 주세요.

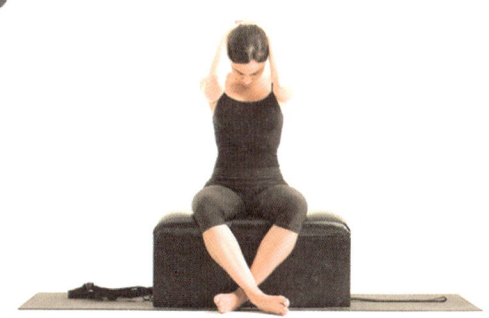

재스트레칭법: 이미지 C
- 턱을 목 쪽으로 더 당겨 주세요.
- 턱을 가슴 쪽으로 더 당겨 주세요.

Major muscles stretched
주요 스트레칭 부위
- Suboccipitals 뒤통수밑근
- Splenius 머리널판근
- Upper trapezius 위등세모근
- Deep neck muscles 깊은목근육

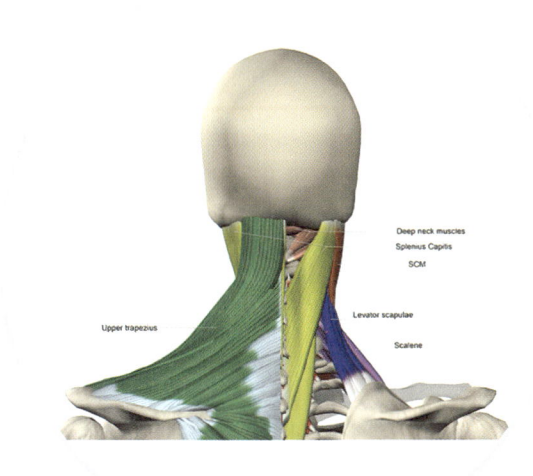

68 목 굽힘근과 돌림근 스트레칭 Neck Flexion and Rotation

스트레칭법: 이미지 A & B
- 손을 엉덩관절 뒤로, 기구의 양 귀퉁이에 놓아 주세요.
- 어깨에 힘을 빼고 손 반대 방향으로 몸을 기울여 주세요.
- 턱을 가슴 쪽으로 당기고 얼굴을 한쪽 어깨 방향으로 틀어 주세요.
- 가까운 쪽 손을 뻗어 머리 위로 둘러 주세요.
- 머리를 팔과 어깨로 받쳐 주세요.

수축법: 이미지 C
- 머리를 뒤쪽 팔과 손 방향으로 밀어 주세요.

재스트레칭법: 이미지 C
- 턱을 가슴 쪽으로 더 당기고 얼굴을 겨드랑이 쪽으로 더 틀어 주세요.

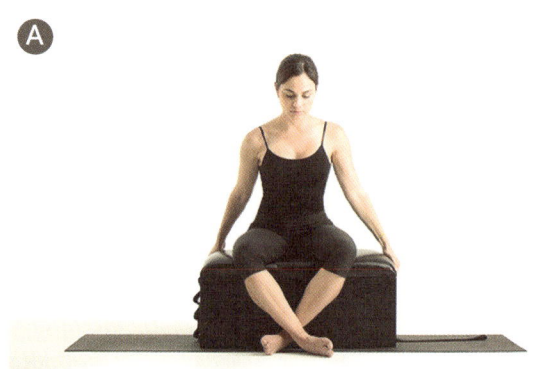

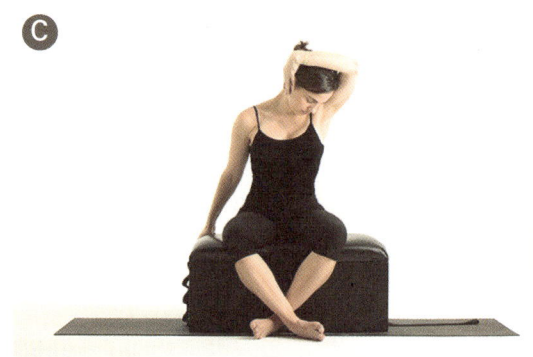

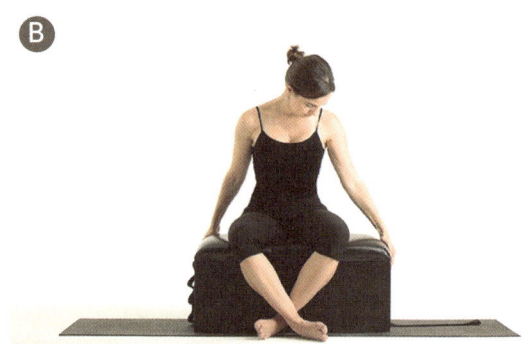

Major muscles stretched
주요 스트레칭 부위
- Levator scapula 어깨올림근
- Upper trapezius 위등세모근
- Deep neck muscles 깊은목근육

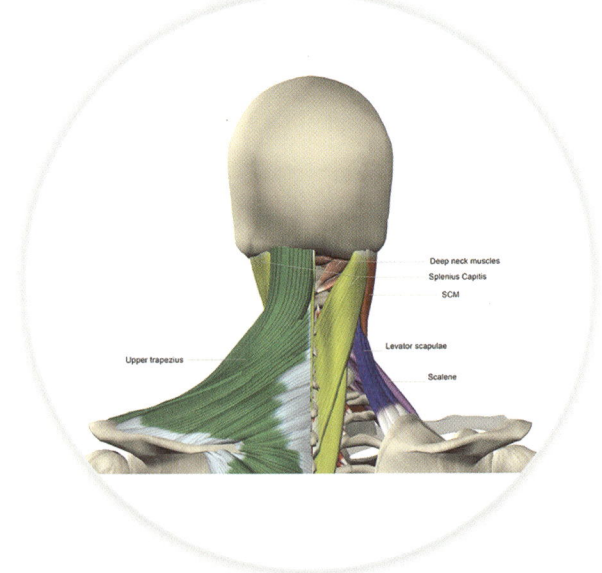

69 목 옆굽힘근 스트레칭 Neck Lateral Flexion

스트레칭법: 이미지 A & B
- 팔을 엉덩관절과 나란히, 어깨와 일렬로 맞춰 놓아 주세요.
- 기구 또는 스트랩을 붙잡아 주세요.
- 팔과 반대 방향으로 몸을 기울이고 머리를 같은 쪽 어깨 방향으로 당겨 주세요.
- 같은 쪽 팔을 뻗어 머리 위로 둘러 주세요.
- 머리를 팔 또는 어깨로 받쳐 주세요.

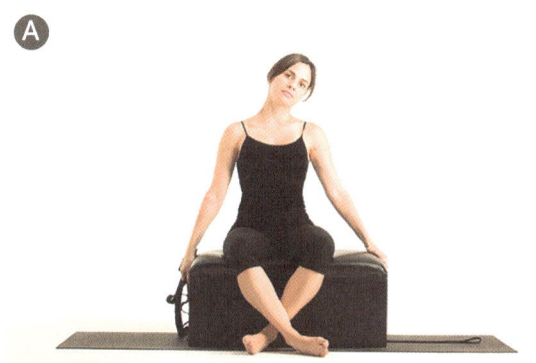

재스트레칭법: 이미지 C
- 머리를 같은 쪽 어깨 방향으로 더 당겨 주세요.
- 머리를 어깨나 팔로 받쳐 주세요.
- 손가락을 이용하여 머리를 가볍게 당겨 주세요.
- 얼굴을 겨드랑이 쪽으로 틀어 주세요.

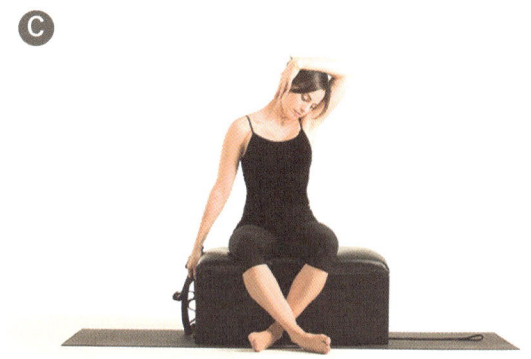

수축법: 이미지 B
- 머리를 원래 위치나 몸 중심부 쪽으로 밀어 주세요.

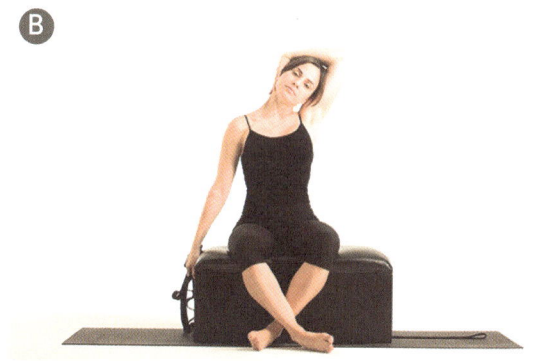

Major muscles stretched
주요 스트레칭 부위
- Scalenus medius and posterior 중간목갈비근과 뒤목갈비근
- Upper trapezius 위등세모근

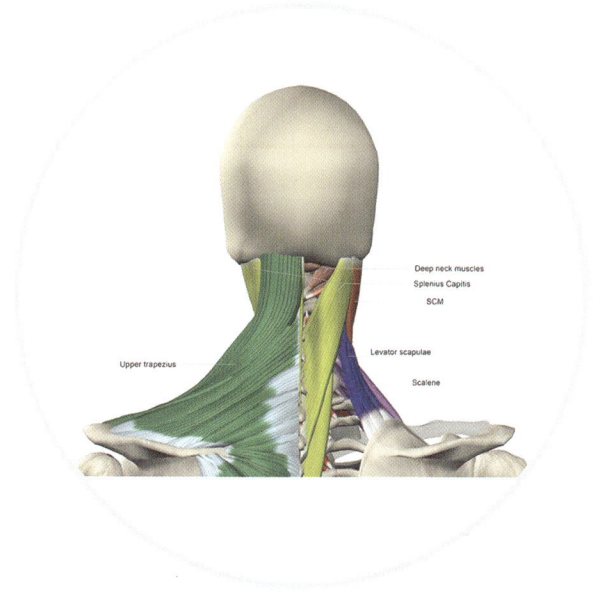

70 목 돌림근 스트레칭 Neck Rotation

스트레칭법: 이미지 A & B
- 얼굴을 어깨 쪽으로 돌려 주세요.
- 어깨는 움직이지 말아 주세요.
- 손을 얼굴 옆쪽에 대 주세요. 얼굴을 왼쪽으로 돌리고 계시다면, 왼손을 이용해 주세요.

A

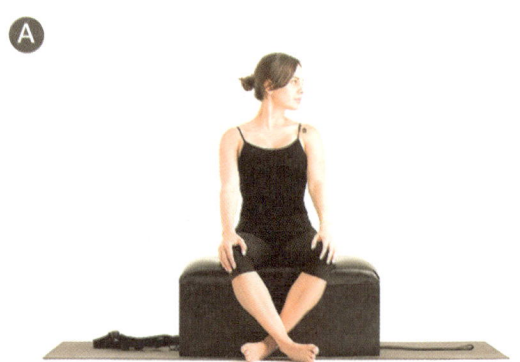

수축법: 이미지 B
- 머리를 몸 중심부나 손 쪽으로 밀어 주세요.

재스트레칭법: 이미지 B & C
- 얼굴을 몸 중심부 바깥 방향으로 돌려 주세요.

B

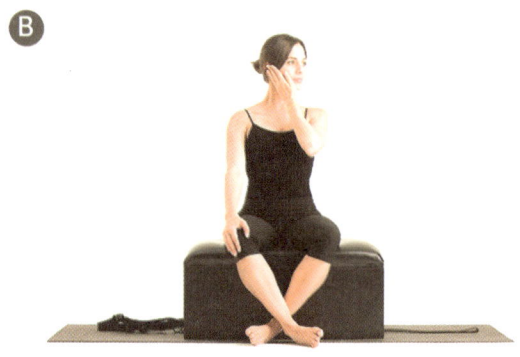

변형: 이미지 C
- 얼굴을 돌려 고개를 끄덕여 주세요.

C

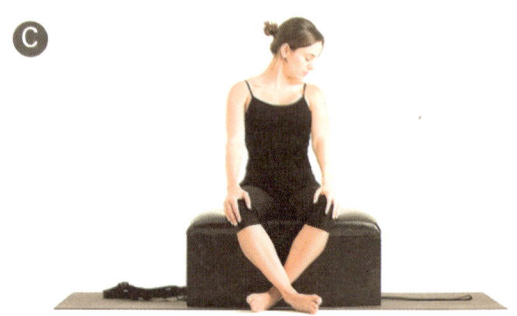

Major muscles stretched
주요 스트레칭 부위
- SCM 목빗근
- Splenius 널판근
- Levator scapulae 어깨올림근

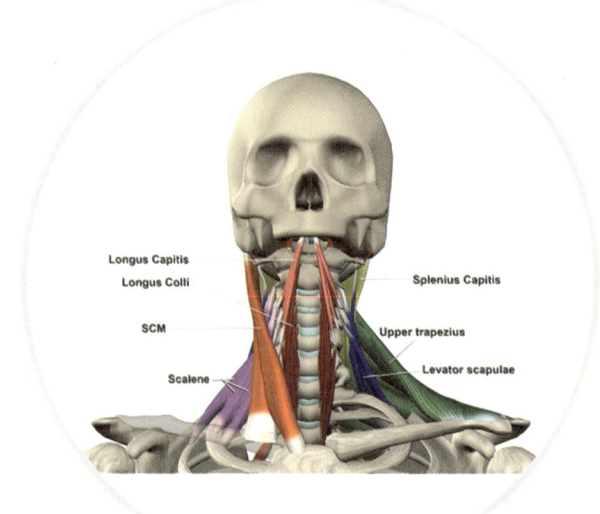

Deep neck muscles 깊은목근육
- Upper trapezius 위등세모근
- Levator scapulae 어깨올림근

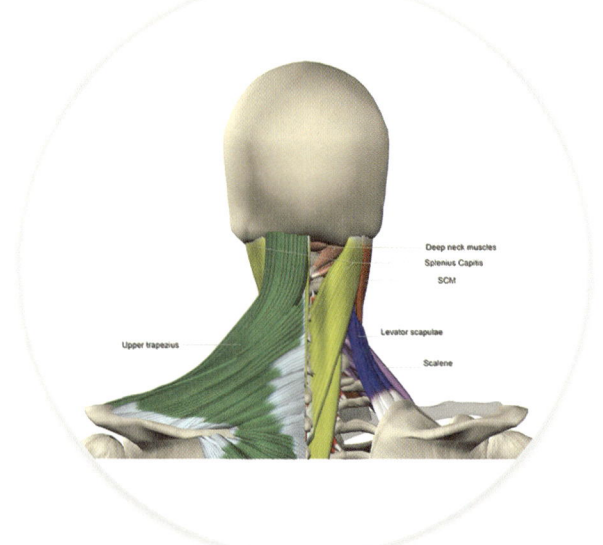

71 목 폄근과 돌림근 스트레칭 Neck Extension and Rotation

스트레칭법: 이미지 A & B
- 한 손을 엉덩관절 앞쪽에, 무릎과 나란히 놓아 주세요.
- 그 손으로 기구의 귀퉁이나 스트랩을 붙잡아 주세요.
- 머리를 뒤로 젖히고 얼굴을 앞쪽 손 반대 방향으로 돌려 주세요.

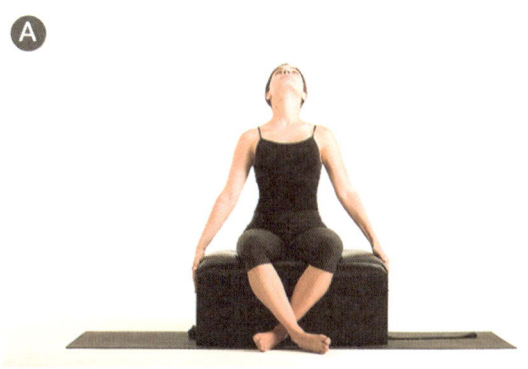

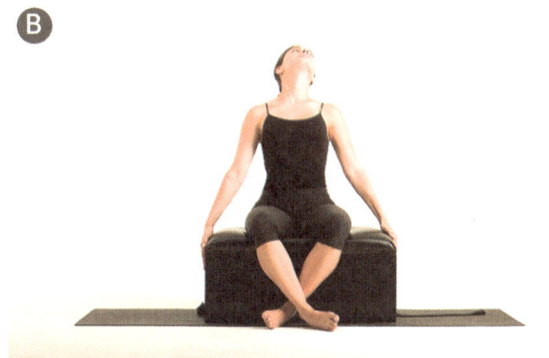

변형: 이미지 B & C
- 얼굴을 한쪽으로 아주 약간 돌려 주시고 반대쪽으로도 실시해 주세요.
- 아래쪽 치열을 위쪽 치열 위로 올려 주세요. (아래턱 돌출 물기 방식)

CAUTION: IF YOU EXPERIENCE DIZZINESS DURING THIS STRETCH STOP IMMEDIATELY
주의: 해당 스트레칭 중 현기증을 느끼신다면 즉시 중단해 주세요.

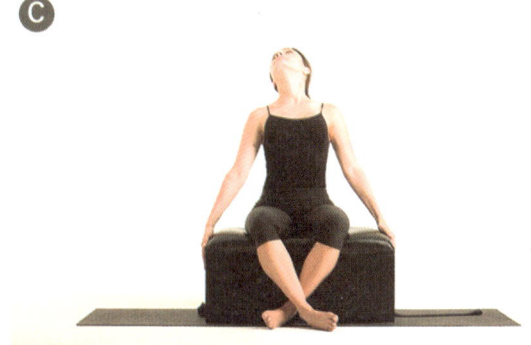

Major muscles stretched
주요 스트레칭 부위
- Longus colli 목긴근
- SCM 목빗근
- Scalenus anterior 앞목갈비근

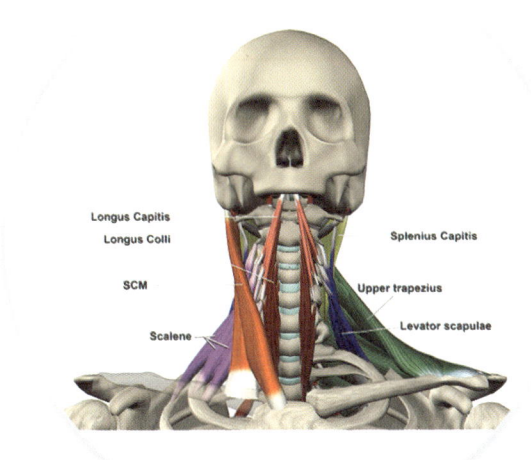

72 턱 스트레칭 Jaw Extension

스트레칭법: 이미지 A & B
- 손을 씻어 주세요.
- 힘을 빼고 앉아 주세요.
- 입을 벌려 손가락 두세 개를 아래쪽 앞니 위에 대 주세요.
- 치아를 당겨 입을 더 크게 벌려 주세요.
- 기구의 옆부분을 붙잡아 균형을 잡아 주세요.

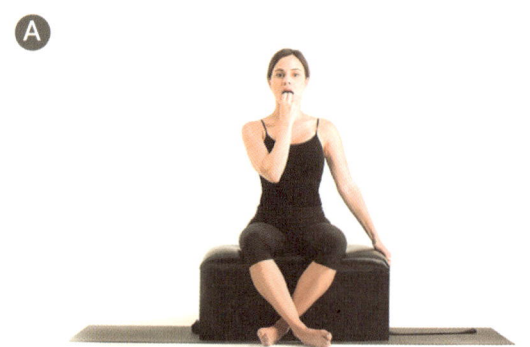

변형: 이미지 D
- 턱을 밑으로 끌어당기면서 머리를 왼쪽과 오른쪽으로 젖혀 주세요.

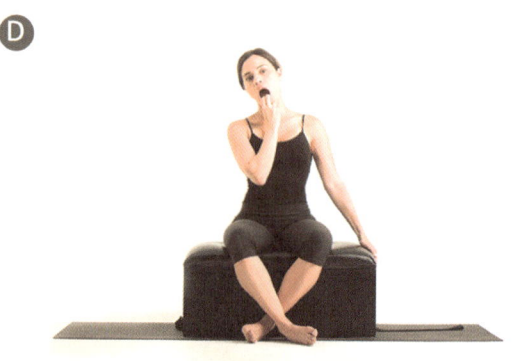

수축법: 이미지 B
- 입을 닫듯이 턱을 손가락 쪽으로 끌어 올려 주세요.

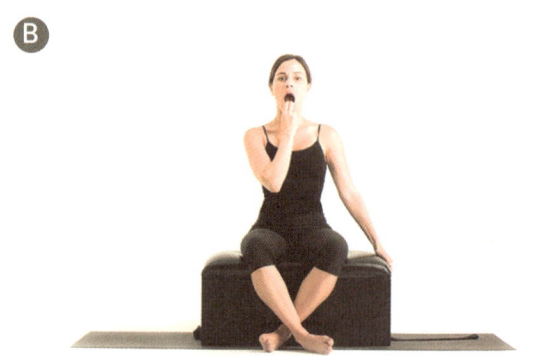

Major muscles stretched
주요 스트레칭 부위

Massiter 깨물근
Temporalis 관자근

재스트레칭법: 이미지 C & D
- 턱을 밑으로 더 끌어당겨 입을 더 크게 벌려 주세요.

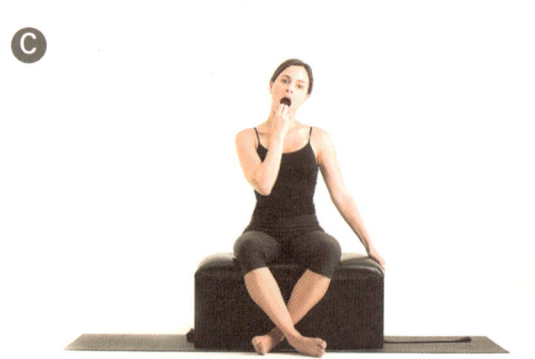

The Split
다리 스트레칭(스플릿)

Chapter 9
제9장

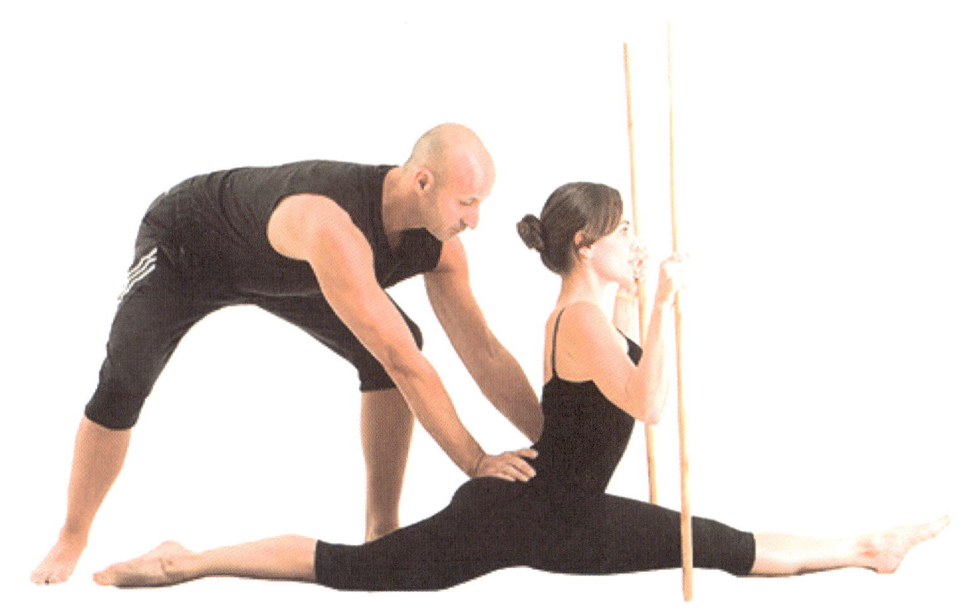

73 스플릿 자세 The Split

스트레칭법: 이미지 A
- 막대 두 개를 이용해 균형을 잡아 주세요.
- 막대를 손으로 잡고 아래로 눌러 배근육에 힘을 주세요.
- 다리를 긴장 수위까지 세로로 벌려 주세요.
- 엉덩관절을 최대한 낮춰 주세요.
- 파트너는 엉치뼈를 눌러 요추의 균형을 유지해 주세요.

수축법: 이미지 A
- 뒤쪽 다리의 무릎과 앞쪽 다리의 발을 바닥 쪽으로 눌러 주세요.

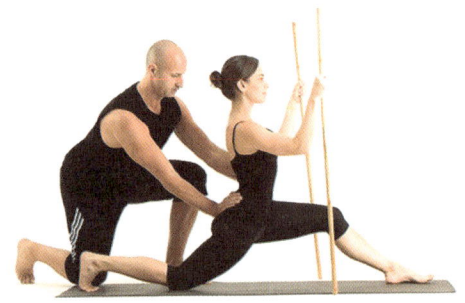

Major muscles stretched
주요 스트레칭 부위
- Hamstrings 뒤넙다리근
- Iliopsoas 엉덩허리근
- Gluteus Maximus 큰볼기근
- Adductor Magnus 큰모음근
- Rectus Femoris 넙다리곧은근
- Gastrocnemius 장딴지근

재스트레칭법: 이미지 B
- 다리를 서서히 벌리고 엉덩관절을 낮춰 주세요.
- 다리를 평행으로 유지해 주세요.
- 요추의 균형을 유지해 주세요.

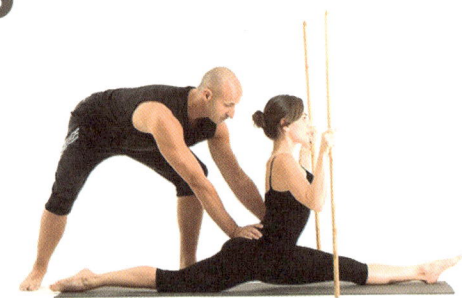
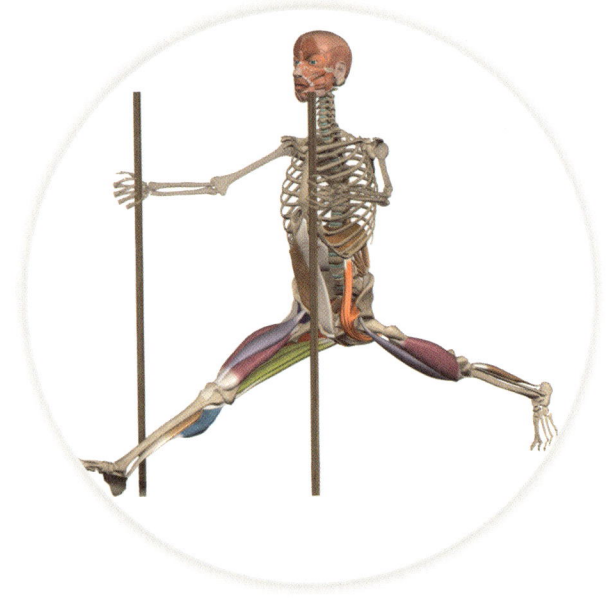

큰허리근은 12번 흉추골까지로 높이 뻗어 있고, 골반 내 엉덩근과 연결돼 골반 앞부분을 감싸며, 넙다리뼈의 소전자로도 이어져 있습니다. 또한, 넙다리곧은근 역시 상당히 스트레칭됩니다.

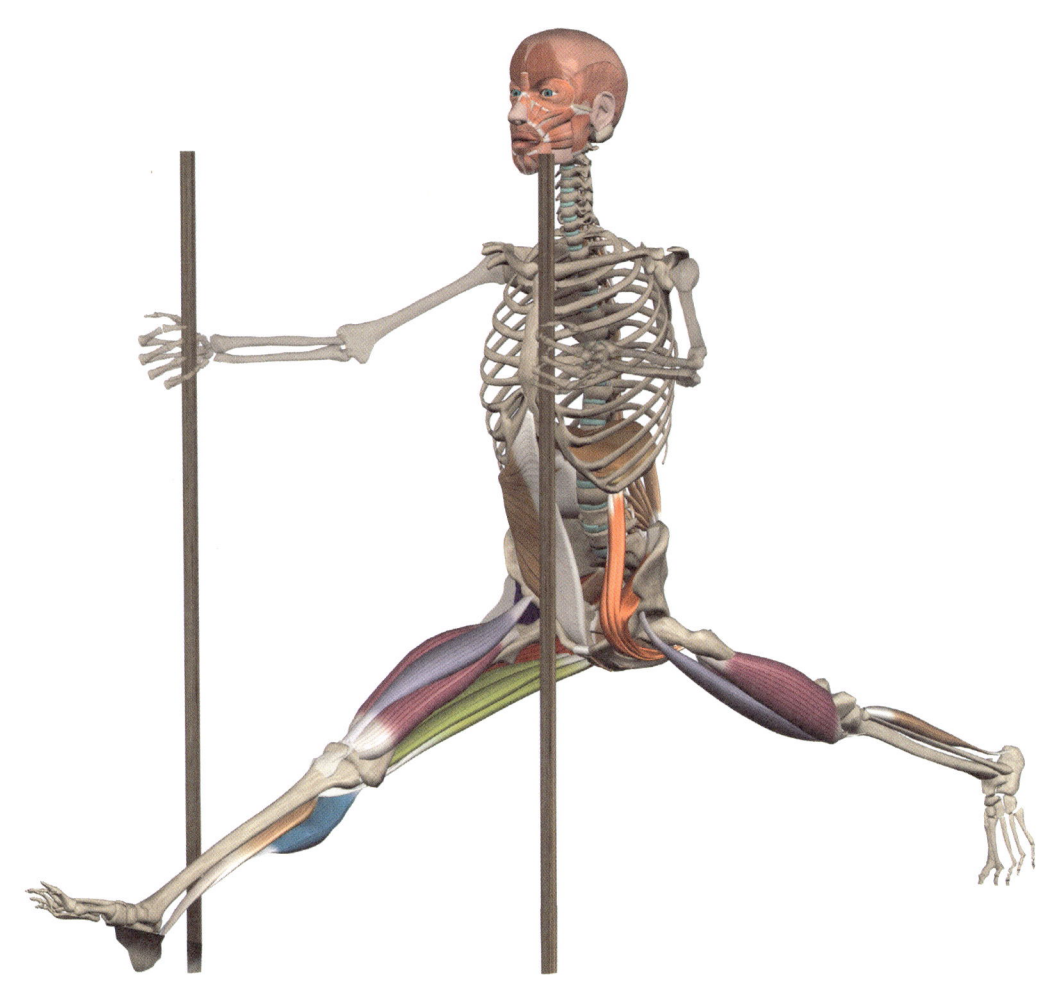

골반의 자세가 올바르고 균형 잡혀 있다면, 뒤넙다리근은 골반 아래에서 시작해 뒤쪽으로 자리 잡고 있기 때문에 강하게 스트레칭될 것입니다.

맺음말 Concluding comments

요즘에는 여가를 보낼 수 있는 방법이 참 여러 가지입니다. 우리가 누릴 수 있는 건 정말 무궁무진하죠.

여러분께서 직접 시간을 들여 이 책을 구매하고 내용에 맞춰 열심히 운동해 주신 점에 감사드립니다. 충분히 그럴 만한 가치가 있었다고 느끼실 수 있었으면 좋겠습니다. 끈기를 갖고 인내하시길 바랍니다.

스트레칭은 파이와 같습니다. 여러 겹으로 이루어져 있죠. 처음 한 입을 베어 물면 어떤 다양한 자세가 있고 이들이 여러분의 몸에서 어떻게 느껴지는지 체감하실 수 있죠. 그러다 보면 그 과정은 점차 수월해지고 여러 자세들을 더욱 쉽고 안정적으로 해내실 수 있으며 각각의 자세를 음미하며 탐구하실 수 있게 됩니다. 실력과 자신감 역시 더불어 성장하면서 운동을 할 때뿐만 아니라 평상시 역시 마찬가지로 더 나아진 기분을 느끼실 수 있게 됩니다. 그렇게 되면 파이에 중독되듯 더욱 자주 운동을 찾게 되는 것이죠. 파이와는 다르게 운동은 건강에도 좋고 훨씬 더 자주 빠져들어도 좋습니다.

제가 운영하는 클리닉에서는 실제로 하루 2~3시간씩 매일, 일주일 내내 요가를 너무 자주 하는 여러 학생들을 만나 볼 수 있습니다. 그들은 보통 일시적 혹은 만성 반복성 긴장 장애를 호소합니다. 제한된 장소에서 지나치게 반복적으로 자주 하는 운동은 여러분에게도 이러한 문제를 초래할 수 있습니다. 책의 서두에서 밝혔듯이 지속 가능한 운동법을 찾아내시길 바랍니다. 자신에게 꼭 맞는 용량반응관계를 알아내시길 바라겠습니다. 제 작은 기도가 여러분의 여정을 인도해 드릴 수 있길 바랍니다. "제 힘으로는 바꿀 수 없는 것들도 있다는 걸 받아들일 수 있도록 제게 마음의 평온과, 해낼 수 있는 것들은 모두 바꿀 수 있다는 용기를, 그리고 그 두 가지를 분별할 수 있는 혜안을 주시옵소서."

대한 간 본 책을 끝마치며 전 대학에서 건강에 간디의 철학을 배워 가고 있습니다. 간디는 엄격하고 철저한 식단 조절, 스트레칭, 실험적 자아 탐구, 자기 훈련, 자아 변혁 등의 훈련을 매일 실천하셨습니다. 운동을 지나친 자기 심취의 수단으로 바라본 것이 아니라 일종의 해방과 자유의 방편으로 여기신 것이죠. 여러분 역시 이러한 관점으로 스트레칭을 받아들여 자기 변화의 주도권을 되찾고 나아가 변혁을 이룰 수 있는 수단으로 활용하시길 바랍니다.

스트레칭 운동은 늘 접근성이 높고 폭넓어야 하며 또한 건강, 미용, 피트니스 분야의 고도로 상업적이고 지극히 개인적이며 은밀하게 경쟁적인 산업 기반에 말려들어서는 안 된다고 생각합니다. 여러분의 운동법을 주변과 나누시길 바라며 만약 가르치실 계획이 있으시다면 최대한 합리적으로 진입 문턱을 낮추시길 바랍니다. 운동을 통해 고통이 아닌 즐거움을 누리시길 바랍니다. 자세나 포즈에 너무 지나치게 엄격한 분들의 권고를 멀리하십시오. 단 유한은 그의 저서 "욥의 몸"에서 운동법을 개발하고 가르치는 과정에서 열린 태도를 유지하는 법을 전하고 있습니다. "운동의 목적은 획일화된 표준 자세와 움직임을 강요하는 것이 아니라 매 순간 격변하는 요구에 부응할 수 있는 개인의 인식과 신체능력 배양을 돕는 것이다."

이러한 기반으로 스트레칭 훈련을 발전시켜 나아가시면, 여러분 삶의 모든 측면에 적용할 수 있는 장기적이고 의미 있는 운동이 될 것입니다. 행운을 빌겠습니다.

워크숍, 자료, 수련회, 강사 교육

www.stretchfit.studio로 오셔서 스트레치핏 모임에 참여하세요.

이곳으로 오시면 무료 기사, 추후 워크숍 및 수련회 관련 정보를 받으실 수도, 스트레칭 강사가 되실 수도 있습니다. 여러 모임 어디선가 꼭 뵐 수 있기를 바랍니다! 잊지 마세요, "인내는 쓰고, 몸매는 길어집니다."

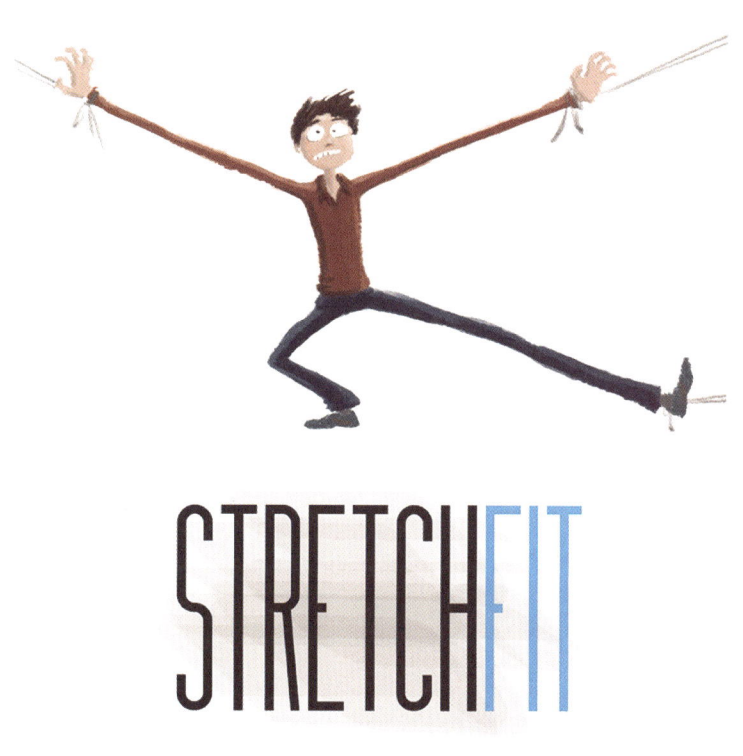

참고문헌 Bibliography

Ahearn, G. 2008. General Anatomy: Principles and Applications. McGraw Hill. Australia.

Alter, MJ. 1996. Science of Flexibility. Human Kinetics. Australia.

Chaitow, L. 1998. Soft Tissue Manipulation. Healing Arts Press. Rochester, Vermont.

Clark, B. 2015. Yin Yoga. White Cloud Press. Ashland, USA.

Coulter, HD. 2002. Anatomy of Hatha Yoga. Body and Breath. Honesdale, USA.

Frederick, A and Frederick, C. 2006. Stretch to Win. Human Kinetics. Australia.

Grilley, P. 2004. Anatomy for Yoga http://www.pranamaya.com

Jerome, J. 1987. Job's Body. Station Hill Press. NY.

Kapandji, LA. 1974. The Physiology of the Joints. Volumes 1-3. Churchill Livingstone. Edinburgh.

Kendall, HO. 1971. Muscles, Testing and Function. 2nd Edition. Williams and Wilkins. Baltimore.

Knott, M, & Voss, DE. 1968. Proprioceptive Neuromuscular Facilitation. Harper and Row. NY.

Kurtz, T. 1994. Stretching Scientifically. Stadion Publishing. USA.

Lederman, A. 2014. Therapeutic Stretching. Human Kinetics. Australia.

Long, R. 2005. The Key Muscles of Hatha Yoga. Bhandhayoga Publications. USA.

Long, R. 2008. The Key Poses of Hatha Yoga. Bhandhayoga Publications. USA.

McAtee, RE. 2007. Facilitated Stretching. Human Kinetics. Australia.

Myers, TW. 2009. Anatomy Trains. Churchill Livingstone. Sydney.

Neuman, DA. 2002. Kinesiology of the Musculoskeletal System. Mosby. USA.

Norris, C. 2004. The Complete Guide to Stretching. A & C Black Publishers. London.

Pilates, J. 1934. Your Health. Presentation Dynamics. Copywrited and reprinted 1988. USA.

Pilates, J. 1945. Pilates' Return to Life through Contrology. Presentation Dynamics. Copywrited and reprinted 1998. USA.

Richardson, JHH. 1999. Therapeutic Exercise for Spinal Segmental Stabilization in Low Back Pain. Churchill Livingstone. Sydney.

Sahrmann, SA. 2002. Diagnosis and Treatment of Movement Impairment Shyndromes. Mosby. USA.

Tsatsouline, P. 2001. Relax into Stretch. Dragon Door Publications. USA.

Thompson, F. 1994. Manual of Structural Kinesiology. Mosby. Sydney.

Ylinen, J. 2008. Stretching Therapy. Churchill Livingstone Sydney.